囚徒健身

60項徒手健身技法，激發身體潛在能量

CONVICT CONDITIONING

保羅·韋德——著

PAUL "COACH" WADE

保羅‧韋德在《囚徒健身》一書中介紹數個關鍵的自體重量訓練運動，建構合理又能有效讓狗熊變英雄的進程，並提出一套完整的訓練原理。這本書買就對了。

——帕維爾‧梭特索林（Pavel Tsatsouline），前蘇聯特種部隊體能訓練教官，著有《赤手鬥士》（The Naked Warrior）。

《囚徒健身》一書向自體重量訓練致敬，雖是新瓶裝舊酒，但合我胃口。本書內容漸進、精準、清晰，實為挽救日漸薄弱的基礎人體知識所必須。

——葛雷‧庫克（Gray Cook），物理治療碩士（MSPT），骨科臨床專家（OCS），肌力與體能訓練專家（CSCS），功能性動作系統（Functional Movement Systems）創辦人，著有《運動員的身體平衡》（Body of Balance）。

《囚徒健身》一書文字有趣，內容豐富，充滿至理名言與精闢見解，只要依循操練，必可打造出一身精壯實用的肌肉。前受刑人保羅‧韋德的文筆就像一柄銳不可擋的利刃，戳破健身雜誌的浮誇謬論，直指核心真相：你不需要自由負重、酷炫器材、膚色噴霧劑或精心撕裂的T恤來鍛鍊強而有力的肌肉。你所需要的就是你自己的身體，幾項簡單的運動和一套計劃。你出身體，剩下的部分就由《囚徒健身》透過簡單易讀的說明告訴你該做什麼以及如何操作。運動書籍著作等身的不才在下，特此推薦本書。

——羅倫‧克里斯汀生（Loren Christensen），著有《獨立訓練》（Solo Traning）、《勇者之軀》（The Fighter's Body）。

套句經典的政治標語：「笨蛋，問題是漸進。」韋德教練在《囚徒健身》中羅列一系列的漸進課程，帶你逐步精熟六大徒手運動，跟著循序操練絕對會是明智的選擇。這些都是通過嚴峻條件考驗所得的知識，因此，別小看「漸進」的力量，好好投資時間鍛鍊，絕對能讓你變強壯。

——布瑞特‧瓊斯（Brett Jones），俄式壺鈴挑戰大師（Mster RKC）、肌力與體能訓練專家（CSCS）、功能性壺鈴動作認證專家（CK-FMS）。

太讚了！這絕對是近年來最別出心裁的健身書籍，市面上針對「駕馭自身體重」高談闊論者不勝枚舉，而《囚徒健身》則確實提供任何體能狀態者一張具體可行的訓練藍圖。漸進訓練的安排極富巧思，我原本以為自己能夠直接操作幾項終極式，沒想到頂多只能做到其中一招的第六式及其他幾招的第三到第五式。本書的訓練規劃將鍛鍊出強壯的肌腱力量，讓我能夠超越原有的自身體重運動能力，以及近身肉搏訓練所需的實用力量和速度。我已經預購了一整箱要送給朋友和同事，別再猶豫，快買一本來鍛鍊實際有用、能夠驅動身體的力量就對了！

　　　　──提姆・拉爾金（Tim Larkin），近身格鬥大師級教練、目標為本訓練（Target Focus Training）創辦人。

　　保羅教練所著的《囚徒健身》是一本教你如何將徒手重訓發揮到極致的絕佳讀物，足以和書櫃裡的《赤手鬥士》並駕齊驅。

　　　　　　　　　──肯尼斯・杰（Kenneth Jay），俄式壺鈴挑戰大師（Mster RKC），
　　　　　　　　　　　　著有《維京戰士健身》（Viking Warrior Conditioning）。

　　《囚徒健身》是一本有關力量的嶄新書籍。以自身體重訓練為主題的圖書可說是汗牛充棟，但其中強調透過徒手運動鍛鍊真實力量的則屈指可數。本書不同，要教的不是如何做50下伏地挺身，而是如何做「單手倒立伏地挺身」、「單腿深蹲」或是「單手引體向上」。看起來似乎是漫畫書裡才會出現的玩意兒，但透過清楚明確的漸進計畫，卻都是的的確確可練成的招式。

　　保羅・韋德的行文幽默風趣且激勵人心，我保證絕對會讓你愛不釋手。本書的訓練課程相當有彈性，對任何人──從令堂到週末健身者或賽季外的頂尖運動員──都極富挑戰性。

　　我已經將本書好幾項運動納入個人訓練中，其中下腰及核心的漸進運動對所有人的力量鍛鍊都特別有益。相信《囚徒健身》對軍事預備訓練、摔角教練及武術指導將格外有幫助，只需稍微調整這些領域平常所熟悉的動作，即可快速發展身體的控制能力與動作技巧。而其對力量鍛鍊的強調，更可在短期內迅速見效。

　　《囚徒健身》絕對是你應該密切關注的一本書，我想將其與《赤手鬥士》結合，必可讓人鍛鍊出令蜘蛛人都戰戰兢兢的超凡力量。

　　　　　　　　　　　　　　　──亞當・T・葛拉斯（Adam T Glass），
　　　　　　　　　　　　俄式壺鈴挑戰二級教練（RKC II）、專業表演力士。

保羅教練的書對我個人以及專業上來說都來得正是時候（澄清一下，我並沒有要入獄）。他的徒手重訓漸進運動有助於我幫自己及學員設計更好、更有效的課程。若你有心學習徒手重訓及身體文化，那麼這本書就是非買不可了。而且如果你對黑暗面有些興趣，那麼韋德教練如何學得這些健身知識的故事將讓你翻開本書就欲罷不能。

——克雷格・巴蘭坦（Craig Ballantyne），
湍流訓練（Turbulence Training）發明者。

我不想要喜歡這本書。事實上，我甚至因為書名而連看都不想看。但是，我不僅喜歡這本書，我簡直愛死了！書中對有系統的徒手重訓做了一番歷史回顧，堪稱是我所見過有關徒手體操和漸進訓練運動最棒的著作。

身為前頂尖體操選手及體操教練，利用身體當作阻力來自我鍛鍊是我再熟悉不過的事情，也是任何真正實用的訓練課程之基石。畢竟，如果你連自己的重量都無法駕馭，那麼額外的阻力又有何用？韋德教練深諳此理，因此設計了一套訓練計畫，能幫助任何採用者在短期內成為健身達人。

簡單易讀、條理分明，通篇教人全心折服。訓練運動的漸進安排特別了不起，讓最困難的運動對持續投注心力的人來說也變得可行。

韋德教練以正確的生物力學、人體運動學以及漸進訓練直搗訓練核心，這是當今的健身界所缺乏的。做得好，教練！這本書值得任何熱愛力量以及有興趣瞭解當代阻力訓練歷史者珍藏。

——馬克・瑞福坎德（Mark Reifkind），
俄式壺鈴挑戰大師級教練（Mster RKC Instructor）、吉亞壺鈴訓練（Girya Kettlebell Training）所有人。

《囚徒健身》全書充滿徒手重訓資訊，是我見過最豐富的。如果可以，我希望當我還是一位活躍的摔角選手時便擁有這本書，不過更重要的是，我能夠將書中知識傳遞給我的學員或長大後的子女。本書內容就是這樣令我心悅誠服。

——查克・伊文艾許（Zach Even），著有《終極祕密力量訓練》（The Ultimate Underground Strength System）。

致梅蘭妮・蘇珊娜・奧爾特
一位值得讓人為她冒險越獄的女人

⚠ 免責聲明

少了健康，美體與力量的意義也蕩然無存。若是訓練方法正確，這三者理應自然而然的攜手並進。本書致力於提倡安全訓練技巧的重要性，不過，個別差異依舊存在，人人需求不盡相同。自己的身體自己顧，小心操作，後果自負。所有醫學專家都建議在訓練課程開始前，皆應先向專業醫師諮詢。安全第一！

本書旨在娛樂調劑，而非編年紀載，因此書中個人的人名、事件及細節均經部分或完全改寫。即便如此，作者表示書中所有的運動原則——技巧、方法與概念——皆為真實存在。加以善用，假以時日必可登峰造極。

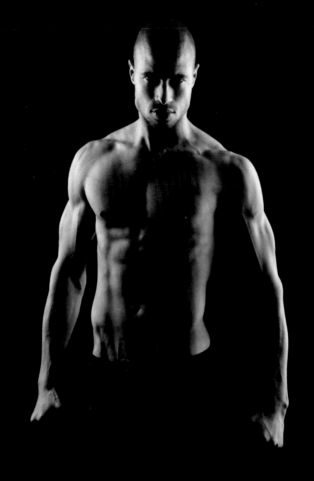

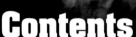

Contents

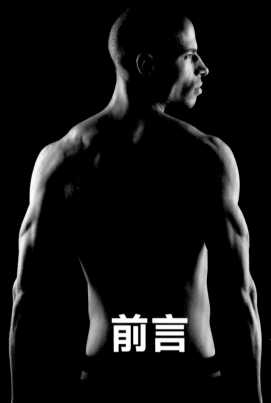

前言

　　1969年，某日。一位囂張的劍橋大學生在一片莊嚴肅靜中弓身而坐，聽著兩位身披橙黃色袍子的藏傳佛教僧侶講述禪坐和開悟的玄義。

　　兩位僧人渾身散發出祥和自在，眼神綻放著幽默風趣，彷彿訴說著亙古內在的妙言妙語。他們語帶玄機地說：「萬物皆美，無牽無掛。」不過，年輕小夥子只當這些話是耳邊風，大部分是左耳進右耳出，腦子裡盡是些雜亂紛擾的思緒。

　　其中一位僧人開始談論靜坐默念所帶來的內在自由。他打了一個比喻：「你或許被囚禁在監獄裡，人身受束縛，但內心依然可以是自由的。那樣內在的自由是無法為外人剝奪的。」

　　忽然，大學生從椅子上跳起來反駁：「你憑怎麼那麼說？監獄就是監獄，束縛就是束縛，當你被迫遭到囚禁時，怎麼可能有所謂真正的自由！」

　　另一位僧人對著怒氣沖沖的年輕人歡喜微笑，語帶真誠、毫無酸意地說：「對老師有所質疑是很好的。」兩位僧人繼續原先的話題，彷彿滔滔江水，綿延不絕地環繞矗立其中的奇岩巨石。

　　四十年後，2009年，某日。那位暴躁的年輕劍橋學子變得成熟穩重，更有智慧了。他經營一間活力十足、成長快速的新興公司——龍門出版（Dragon Door Publications）——為那些有志於推廣追求體能卓越者提供一個分享平台。

我將向世人介紹一本我所見過最讓人興奮的書籍。這本書有關監獄，有關自由，有關生存，有關人性，有關力量。這本書應該成為軍人、警察、消防人員或所有其他保家衛國者的教材，在中學或大學流通。這本書適合專業的運動員、不健康的上班族、家庭主婦或希望時光倒流者。這本書也適合所有追求終極生存力量的秘密者。

這本書的作者曾經是名囚犯，遭剝奪自由，在全美最惡名昭彰的監獄服刑逾廿年之久。受到生存的基本需求無情地逼迫，他不得不尋求力量的鍛鍊。除了身心之外，他一無所有，他選擇面對困境，磨練自己，創造一個無人能奪的個人自由──擁有強健身心的自由。

這本書就是《囚徒健身》。

囚徒健身？像龍門這樣的公司怎敢以此書名出書呢？這看起來是在替罪犯漂白，應該不是世界頂級健身出版公司會做的事吧？

許多國內的主要健身專家在看過《囚徒健身》的試讀本後，對其內容都十分喜愛。事實上，不少人甚至醉心於其中。但同時也有不少人因為書名而躊躇不前。囚徒健身？「約翰，這書內容很棒，但應該要取個更好的書名。所有軍警執法人員都應人手一本，爸媽也都應該為孩子們準備一本，但取了這樣的書名，你覺得還有多少人會想翻閱？」

我承認，我的確猶豫了。內容是沒問題，但書名則有待商榷。難道我真的要用這書名──甚至還有作者「保羅・韋德」──把書賣到美國嗎？「囚徒健身」這幾個字會不會就這麼把原本能從書中的健身策略獲益的千萬讀者給嚇跑呢？書中的絕妙技藝會不會因而只流傳在少數不在意書名、能夠體現保羅「六招」漸進運動精隨的人呢？

但我越是認真思考，反而越是確定這就是我要的書名，因為《囚徒健身》字字屬實，講的正是一套起源於人類可能面臨之險惡環境的力量生存體系。《囚徒健身》要做的是提升你的力量到沒有人敢遠遠打你主意。透過《囚徒健身》，你將練出一身力場，散發出清楚明確的訊息給他人：「你想都別想！」

以另一個名稱稱呼這套知識保存體系，對其不啻是一大不敬。這就好比是把奢華少見的洛克福乳酪（Roquefort）稱為淡味切達起司。抱歉，我做不到。

另一個我想傳達的核心訊息就是：不論你身陷何處，總有一項自由是無法被剝奪的，那就是無懼環境險惡而致力鍛鍊身心的自由。保羅・韋德對此信念不但有一翻陳述，還另有一套親身實踐理想的計畫。

翻開《囚徒健身》，你很快就能明白本書既非歌頌「罪犯」，亦非匪幫說唱（gangsta rap）。事實上，本書能讓讀者殷切希望永不落入禁錮保羅多年之地，同時更能激勵讀者奮發追求曾經以為是天方夜譚的卓越體能。

另一個問題是：傳授這些知識的是一位前受刑人，是否因此有損其價值呢？假如一位警察或中學教練利用保羅的健身體系使其力量達到前所未有的境界，難道因為這些智慧來自於一位前受刑人，他們就得背負違反職業道德、玷汙了自己的罪名嗎？我的答案是否定的，畢竟這麼一來將是否認《囚徒健身》的堅定信念之一：「不要評斷人，免得自己被評斷」，也否認書中另一項中心思想：任何人都有改過自新的可能，無論其處境有多混沌。

最近，我試圖說服我那18歲的兒子彼得也愛上我年輕時就尊敬有加的搖滾天王盧·里德（Lou Reed）。在聽了一小段盧·理德和地下絲絨樂團（The Velvet Underground）的作品後，他堅定的告訴我：「爸，世上只有一位巴布·狄倫（Bob Dylan）。」我雖然不同意彼得關於盧的看法，但必須承認他其實言只有理。盧·里德曾經崇拜巴布·狄倫，但畢竟「世上只有一位巴布·狄倫」，因此盧必須費盡心力做自己。在我心裡，盧也達到了那樣的高超水準。我大概會說「世上只有一位盧·里德」吧！

在我的出版生涯中，我有幸能夠向世人推介三位傑出的作家：帕維爾·梭特索林（Pavel Tsatsouline）、奧利·霍夫梅克勒（Ori Hofmekler），以及馬蒂·加拉格爾（Marty Gallagher）。這三位的成就都可套用「世上只有一位……」這句話：世上只有一位帕維爾；世上只有一位奧利；世上只有一位馬蒂；而今我將同樣有幸介紹第四位作家：世上只有一位保羅·韋德。

——約翰·杜·坎恩
龍門出版社執行長

第 1 篇

預備知識

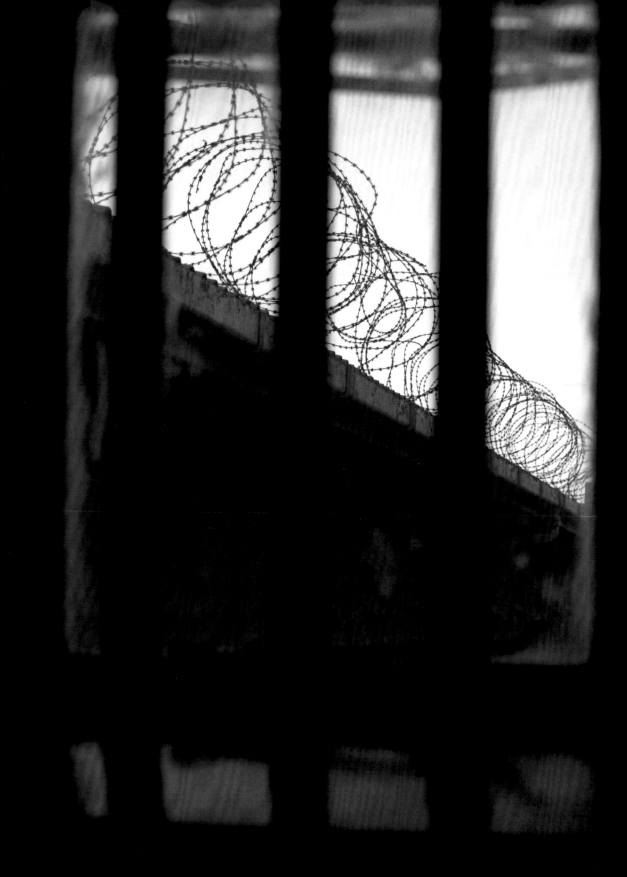

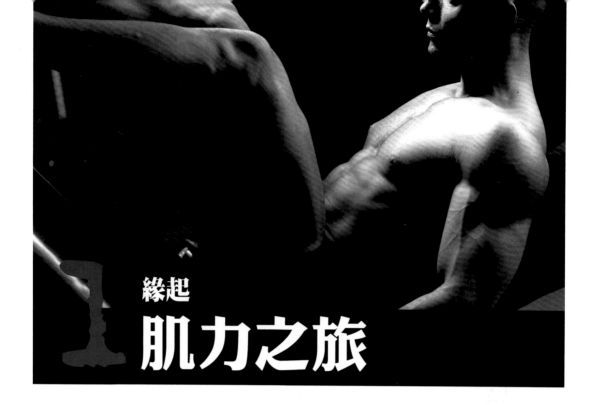

緣起
肌力之旅

　　走進任何一家健身房，幾乎都看得到生氣勃勃的類固醇使用者，他們自以為擁有46公分粗的手臂，能夠握推沉重的槓鈴，撐起無袖背心或Ｔ恤，就稱得上是「健壯」。

　　但其中究竟有多少人是貨真價實的猛男呢？
　　・有多少人具備並能支配實用的運動肌力？
　　・有多少人能臥倒做出完美的單手伏地挺身？
　　・有多少人具備強而有力、柔韌健康的脊椎，能夠後仰觸地？
　　・有多少人能只靠膝蓋和臀部的力量，單腿深蹲起立？
　　・有多少人能利用單槓做出完美無瑕的單手引體向上？

　　答案是：

　　寥寥無幾。

　　如今在健身房裡幾乎找不到人能夠徒手完成這些簡單的訓練動作。但是媒體群眾卻視那些在健身房裡耀武揚威的大隻佬為力量和健壯的象徵。

　　大隻佬的健美身形成為公認的極致體態，這實在是荒唐至極。號稱能夠在健身房或特殊器材上負重云云又如何？如果一個人連自己的身體都無法操縱自如，又怎麼算得上是「健壯」呢？

邁向健壯

現在一般的健身狂在意的是體態，不是體能，導致他們虛有其表，外強中乾。這些人也許擁有粗壯的四肢，但充其量只是些腫脹做作的肌肉組織，他們的肌腱和關節卻甚是單薄。找個一般的肌肉男來做個臀部觸地的單腿深蹲，他的膝蓋韌帶八成會一分為二。大多數的肌肉男看似孔武有力，但卻無法協調運動；如果要他們倒立行走，他們可能會直挺挺的仆街倒地。

看到現代男性為了重量訓練及其他運動器材而被健身房拐走大把銀子，購買價格膨風的會員資格，一心希望能變強變壯，我真不曉得該哭還是該笑。可笑的是，健（ㄓㄢ）身（ㄊㄧㄢˋ）中心所佈下的完美騙局實在令人嘆為觀止。健身產業努力讓全世界陷入非使用健身器材不可的迷思，繼而以天價販售或高價出租（會員資格即為一例）。可悲的是，這簡直是場慘劇。現在一般未使用類固醇的健身會員，即便練了一年又一年，在體型上仍然未見明顯改善，甚至在運動能力上也幾乎毫無進展。

想要身強體壯，你根本不需要啞鈴槓片、彈力拉繩等酷炫的器材，或其他健身產業、置入性行銷廣告試圖透過洗腦讓你相信非用不可的廢物。事實上，你完全不需要特殊器材，就能鍛鍊出像海克力士（譯註：希臘神話裡半人半神的大力士）一樣發達的肌肉和充沛的體能。不過，想釋放你自身潛藏的力量，你必須知道方法。你需要的是正確的方法——訓練之道。

這種方法確實存在，並奠基於傳統、古老的訓練模式，而其技巧也同訓練本身淵遠流長。該方法歷經幾世紀的反覆試驗，已多次證明其足以讓紙片人成為鋼鐵男的超凡能力。這個方法就是「漸進式徒手體操」，一種透過自身體重促成最佳健身效果的訓練方式。徒手體操如今被當作一種有氧運動、循環或肌耐力訓練的方式而不受重視。但在20世紀中葉以前，世界上所有最健康的運動員都是透過漸進式徒手體操來鍛鍊體能，日復一日、經年累月的變強變壯。

消逝的徒手體操之道

不幸的是，世界上沒有一家健身房能教你學會這項已漸漸失傳於當代大多數運動員的訓練技巧，而這還是晚近才發生的憾事。上個世紀左右大量興起的各式訓練科技，例如槓鈴、啞鈴、滑輪機等數百種新奇器材，引發一股盲目的追崇，無情地將徒手體操淘汰出局。徒手體操的正確做法已經奄奄一息，幾乎被健身業者的宣傳手法給趕盡殺絕，他們奪走我們鍛鍊身心的權利，再想方設法賣回。

由於不當的競爭，徒手體操這項傳統技藝被貶低，發配到中學成為學生們的健身運

動。現在的「徒手體操」內容包括伏地挺身、引體向上和深蹲，這些都是很好的運動，但卻被拿來反覆操作，或許能鍛鍊體能，但對增加力量卻沒什麼實質幫助。真正的「傳統」漸進式徒手體操大師才知道如何鍛鍊出身體力量的最大值，這甚至比一般健身會員使用槓鈴或阻力機器所希望得到的收穫還大。我曾看過傳統徒手體操專家強壯到可以連續掙脫鋼製手銬、拆毀鐵鍊柵欄、擊損牆面、劈斷磚頭。

你覺得擁有那樣可怕的力量如何？

透過本書，我能教你如何鍛鍊出那樣的力量，那是你去健身房或做幾百下伏地挺身都得不到的。唯有通曉傳統徒手體操，才能學會釋放身體力量的原始動物本能。

如何學會

幸運的是，傳統徒手體操不為人知的體系存活下來了，但卻僅在於那些需要極大體力才能維生的陰暗角落。那些地方長久以來幾乎沒有槓鈴、啞鈴或其他現代訓練器材。那些地方被稱之為監獄、拘留所、矯正機關，是文明人用來禁錮野蠻人的牢籠。

我名叫保羅‧韋德，不幸的是我非常瞭解牢獄生活。1979年，我第一次犯罪就被送進聖昆丁州立監獄，接下來的23年中有19年是在全美戒備最森嚴的監獄中度過，包括被稱為「勞改營」的安哥拉監獄及取代惡魔島的馬里昂監獄。

我也很懂傳統徒手體操，或許比現在還活著的每一個人都清楚。在我最後的那段刑期中，因為新人菜鳥都會來向我討教神奇的速成鍛鍊法，所以我被封為「安德烈那度」，也就是西班牙語的「教練」。因為我的方法管用，所以我順理成章地得到很多照顧及好處。我自己也練到了可以不靠其他支撐，單手倒立做12下伏地挺身的境界，到目前為止還沒見過有誰能跟我一樣，即使是奧運體操選手也做不到。儘管我每天都得輪日班的勞動服務（監獄慣用的防暴伎倆，受刑人工作一整天後，通常會累到沒力氣招惹獄警。），但我還是連續六年贏得安哥拉監獄犯人自辦的伏地挺身／引體向上比賽冠軍。我甚至在1987年贏得加州監所健力錦標賽季軍，但其實我壓根兒未曾接受過任何重量訓練，只是跟別人打賭才參賽的。我也沒在記到底過了幾年，不過我的訓練體系讓我保持身強體壯，得以勝過大多數過去20年來我不得不摩肩相處的瘋子、老兵以及各式各樣的白目，其中多數都還相當認真地健身。你在健身雜誌上八成讀不到他們的健身方法或成就，但世界上一些最傑出的運動員卻是不折不扣的犯人。

服刑期間，盡力鍛鍊並保持強壯、健康以及渾身是勁成了我的金字招牌。不過我並非出自舒適閃亮的健身房，沒有古銅膚色或身穿緊身運動服的假掰男女環伺，不是現在

常見那種三週函授課程就調教出的私人教練，更不是從不揮汗運動卻能胡亂寫些健身健美書籍的肥臀作家。我也非天生的運動員。第一次鋃鐺入獄時，我才剛滿22歲又3週，全身溼透，體重只有65公斤。身高185公分的我，瘦長的手臂像是清理煙斗的通條，而且還只有一半粗。一開始經歷一些不愉快後，我很快便明白在監獄裡恃強凌弱就跟呼吸一樣自然，威脅恐嚇是他們在牢裡提供給我的家常便飯。我不打算成為任何人的「婊子」，而避免成為別人目標的最安全方法就是盡快把自己變強壯。

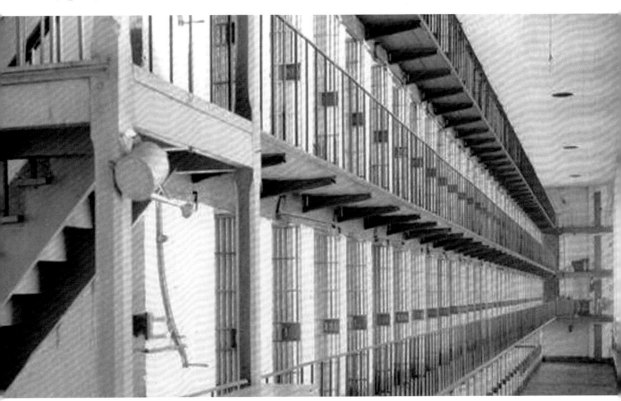

成排的單人牢房，世界上沒有比這更孤寂的地方。

在聖昆丁州立監獄待了幾個星期後，我很幸運的和一位前美軍海豹部隊隊員成為牢友。受過軍事訓練的他身材保持得相當好，還教我如何做基本的徒手體操，包括伏地挺身、引體向上以及深蹲。我一開始就學得很好，和他一起練了幾個月後，身體也增加了不少分量。每天在牢房裡運動讓我體能大增，沒多久有些訓練動作我已經能做到數百下了。不過我還想要變得更強更壯，於是就盡我所能研究如何達到目標。我把握每個能夠學習的對象，你絕對想不到我在牢裡可以請教得到體操選手、軍人、奧運舉重選手、武術專家、瑜珈老師、摔跤選手，連醫生都有好幾個。

當時我沒辦法去健身房，只能獨自在毫無器材的牢裡訓練，所以我必須想辦法把自己的身體變成我的健身房。訓練成了我的解藥，讓我上癮癲狂。在六個月內我整個人壯

了一圈，力量也大增，不到一年的時間，我成了牢裡最強的猛男之一。這都要歸功於傳統的徒手體操。這種運動方式在外頭已不復存在，但在監獄裡，這些訓練知識卻是代代相傳。因為在監獄這種環境裡可供選擇的訓練方式通常不多，沒有彼拉提斯，沒有有氧課程，碩果僅存的就只有徒手體操了。現在很多人在談論監獄的健身房，但相信我，那根本很少引進，就算有也是設備不全。

　　我的導師之一還有一位名叫喬‧哈帝根的無期徒刑犯，我們認識時他已經高齡71歲，服刑逾30年。儘管年事已高，傷痕累累，老喬每天早上還是會在牢裡健身，練到強得跟鬼一樣。我看過他只用兩隻食指當支點做引體向上，而單靠一根大拇指做單手伏地挺身對他來說更是家常便飯。這些神乎其技由他做來竟如同庖丁解牛，不費吹灰之力。老喬深諳真正的訓練，比很多專家都還厲害。他是從20世紀上半的傳統健身房鍛鍊出來的，當時組合式槓鈴都還鮮為人知，主要依靠自身體重做訓練，然而那些動作現在卻被我們當作是體操運動，而不是健美或健身。當他們「舉重」時，並不是舒舒服服地坐在那些可調式訓練機上，而是扛著大型不規則的物體，像是沉重的鐵桶、鐵砧、沙包，甚至是真人。這種舉重方式需要的是控制力量的真功夫，像是握力、腱力、速度、平衡、協調，以及超人的膽量和紀律，但這些功夫在現代的健身房裡已經不見蹤影了。

　　只要抓對眉角，正確操練，這種訓練方式在過去成就了許多猛男。在1930年代的聖路易，老喬曾與有「原子小金剛」之稱、史上著名的大力士格林斯坦一同健身。格林斯坦只有163公分高、64公斤重，但「原子小金剛」的名號可不是蓋的。他每天操練的課程難度足以讓現代的健美選手哭著找媽媽。他能折斷鐵鍊，用手掌把長釘敲進松木板，或把小鐵釘斷成俐落的兩截。有一次在1928年，格林斯坦只靠一條繩子就讓一架飛機起飛不得，而且他連手都不用，只把繩子綁在頭髮上。不像許多現代的健身狂，格林斯坦全身上下都很強壯，而且隨時隨地都能證明。其中一項廣為人知的成就是他能徒手換車輪，不用任何工具就能鬆開螺絲、抬起車子、裝上備胎。在1930年中葉，格林斯坦遭到六名魁梧的碼頭工人惡意攻擊，最後那六個人反被他打到全進了醫院。所幸他素以劈金斷玉、削鐵如泥著稱，如此盛名讓他得以免去牢獄之災。這些豐功偉業都是在類固醇尚未出現的時代所締造的。和老喬一樣，格林斯坦不需要虛假的肌肉生長激素，因此能夠老當益壯。事實上，一直到80歲了他都還在做大力士的表演。在經濟大蕭條的年代，喬認識了許多大力士，還與其中一些人一起鍛鍊過。在獄中，他經常趁放封時跟我分享這些「強人軼事」，如今這些世界頂級強人的名字早已消失在時間的漫漫長河之中了。

　　我有幸能夠接觸到大量關於他們的訓練哲學。例如，老喬一再強調老一輩的人總是專注使用自身體重來做訓練。他們也許透過折斷釘子或舉起鐵桶來展現力量，但更常見的是他們藉由控制自己的身體來鍛鍊自己的力量。事實上，老喬很討厭槓鈴和啞鈴。

我們在自助餐廳吃飯時，他常告訴我：「現在的小夥子只知道用槓鈴或啞鈴健身，真是蠢得可以。其實用自己的身體就能練出最佳體態了。看看古代雕像上的肌肉，那些古希臘羅馬運動員就是這樣訓練出來的，連雕像都比現代那些嗑藥的健身狂還要孔武有力啊！」此話倒是不假，看看那些雕像，像是法內斯的海克力士，或位於梵諦岡的拉奧孔複製品。為那些雕塑家擔任模特兒的運動員肌肉顯然都相當發達，能夠輕鬆贏得當今的健美比賽。別忘了，組合式槓鈴直到19世紀才問世。如果你還不認同，看看當代的男性體操選手。他們幾乎都是利用自身體重做訓練，體態之美足以讓許多健美選手自嘆不如。

老喬如今已不在世了，但我向他保證過，絕不會讓他訓練智慧的精華失傳，許多都將保存在本書中。老喬，安息吧！

出師

保守估計，這些年來我確實看過不下千位囚犯在廣場（如果有的話）的重訓區或他們自己的牢房裡徒手健身。我和無數真正的老鳥談過，其中許多是頂尖的運動員，對他們來說，訓練彷彿是他們的信仰，是一種生活方式。這些年來我學到很多進階的訣竅和技巧，並陸續融入到我自己的體系中。我可以說是跟其他犯人一樣，都是從監獄生活中汲取健身知識。不過，監獄生活一點也不輕鬆，甚至不安全。我沒有一天是鬆懈的，而是時時刻刻在自己身上實驗，把知識轉化為努力和汗水。因此，我總是被稱為擁有絕佳狀態，為健身痴狂的傢伙。因為我身強體壯，爆發力十足，所以我捲入其中的每起事件總是很快就結束。這一切漸漸為我蒙上一層神秘的面紗，讓我享受到若是沒有健身則體會不到的尊榮，甚至連獄警都崇拜我的生活方式和運動能力。90年代我在馬里昂監獄服刑時，正值隨著兩名獄警遭殺害而來的「無限期封鎖」，也就是每個囚犯每天得在自己的牢房裡關禁閉長達23小時，日復一日。為了預防任何潛在的危險，獄警們每40分鐘就輪班檢查囚犯。於是在馬里昂監獄就流傳著那麼一個笑話，說獄警們前一次查房看到我正在做引體向上，40鐘後看到我還在做「同一組」引體向上。

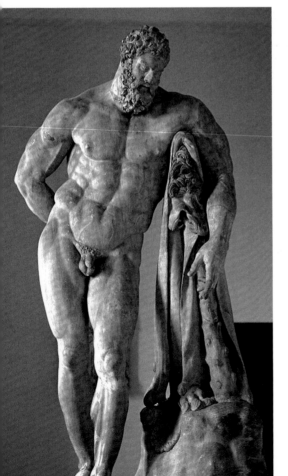

「連雕像都比現代那些嗑藥的健身狂
還要孔武有力啊！」

在我服刑的最後幾年當中，我的鐵漢名聲天天令許多人——尤其是菜鳥——慕名前來。他們全都聽說我可以教他們如何很快在監獄裡變強，而且費用不高。因為他們太嫩，輪不到他們使用廣場上的重訓區，所以紛紛求助於我，希望能學到在監獄外早已失傳的徒手體操之道，藉此增加肌肉量，以及人體原始真正的勁力。

服刑期間我認真指導過上百名囚犯，讓我得到許多如果只是自我訓練絕無法獲得的經驗。透過教學，我得以觀察我的技巧應用在體型、代謝各異的人身上有何不同的效果。我也學到很多關於訓練的心理層面、動機，以及個別學員所採取的各種

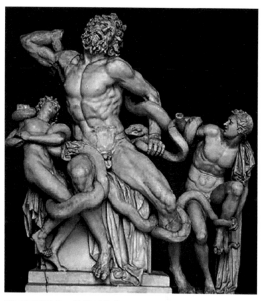

看看那些雕像，像是法內斯的海克力士，或是拉奧孔。

途徑。我發展出一套原則，讓我能夠很快根據個別需求，稍加調整即可打造出專屬的訓練方式。藉此，我慢慢修正我的體系，將方法切割細分，方便任何程度的學員上手。

你手上拿的這本書，內容幾乎都是我在監獄外所寫的祕密訓練手冊，代表著那些花費無數光陰的教學成果，就像我的孩子一樣。我的方法體系管用，而且非得管用不可，因為如果我沒能把人教會運用他們身體的極限體力，那麼結果可不是在比賽中錯失一舉或在健美比賽中屈居第二而已。監獄居，大不易。保持健壯的目標是為了生存。瘦弱，或讓別人以為瘦弱，在監獄裡就等同於「找死」。而我的弟子們都依然健在，謝謝。

熄燈！

我可以花上整本書的篇幅談論男子在監獄裡所散發的精氣神有多麼重要。也許有一天我真會那麼做。但這本書不是關於監獄生活，而是關於體能訓練。我提了一些坐牢的經驗，只是試圖舉證說明許多傳統訓練技巧如何在殘酷、孤獨、變態的環境中流傳。你不必入獄去嘗試本書的方法，千萬不要。不過如果我的訓練方式對身繫囹圄，處在最艱困、最惡劣的環境中的運動員都管用的話，對你應該也不成問題吧！

對你也是絕對管用的！

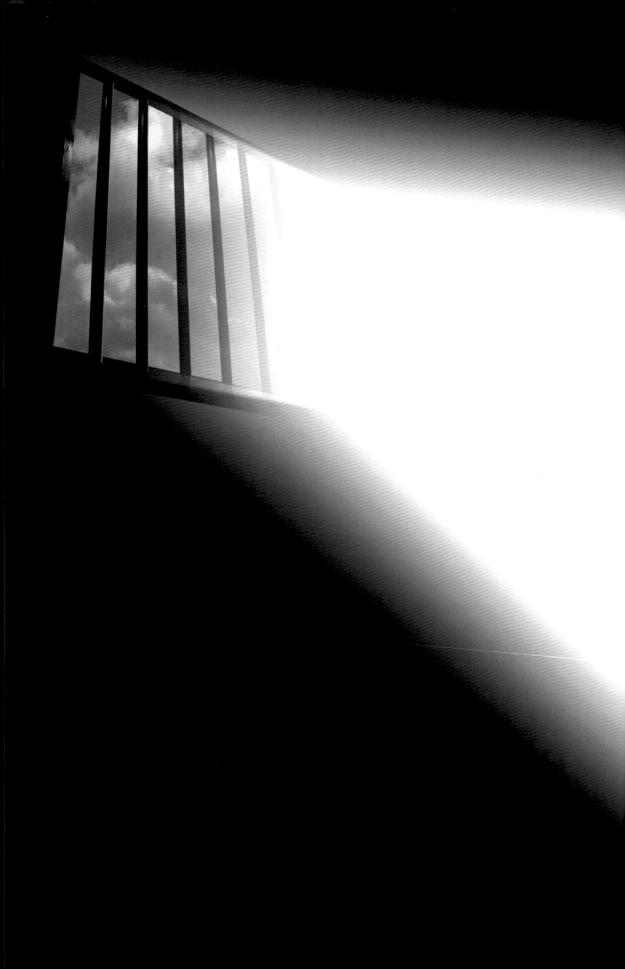

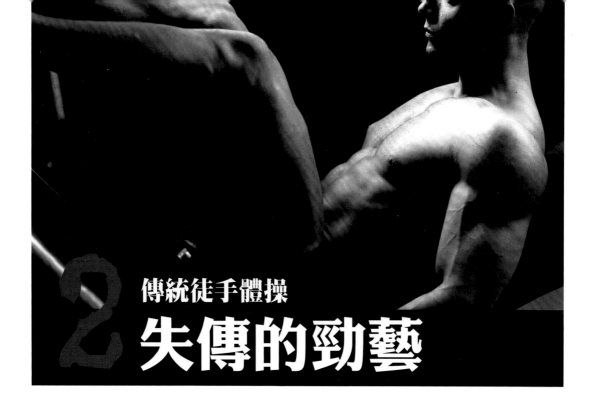

傳統徒手體操
失傳的勁藝

「Calisthenics」（徒手體操）這個詞在健身圈裡已經不再是個常用字，事實上，大部分的私人教練連要拼出這個字都有困難。這個字最早是出現在19世紀，但其實它的字源相當古老，是由古希臘文代表「美」的kallos，以及代表「力」的sthénos兩個字根組合而成。

徒手體操基本上就是利用自身體重以及慣性定律來做體能訓練的一種藝術。《囚徒健身》一書在本質上則是徒手體操的進階版，目的在強化力量及技能的最大值。不幸的是，徒手體操在現代並不被當作一項核心的力量訓練技術。如果你提到徒手體操，大部分的人只會想到大量反覆操作的伏地挺身、卷腹，還有比較輕鬆的運動，例如開合跳或原地跑。徒手體操已經淪為次等選項，循環訓練的廉價形式，好像是種有氧運動。但以前不是這樣的。

古老的徒手體操之道

正確利用自身體重進行徒手體操能夠同時讓體態更臻完美、力量更上層樓，這是長久以來的認知。早在史前時代，當人類開始想要鍛鍊並展示他們的力量時，便是透過對身體的控制來加以表現，例如拉起自己的身體，屈膝再跳躍，或利用四肢的力量將身體推離地面。這些動作最後就演變成我們現在所熟悉的徒手體操。

古代人從來就不把徒手體操當成耐力訓練的方式，而是將其理解為一套體能訓練系統。最精良的士兵也採用徒手體操來鍛鍊極限戰力及令人生畏的肌肉組織。

歷史上最早的徒手體操紀錄之一是由歷史學家希羅多德所記載。根據希羅多德，在公元前480年，溫泉關戰役開打前，波斯帝國國王薛西斯派出一隊斥候前去偵察位在峽谷另一端，由斯巴達國王列奧尼達所率領人數遠遠不及敵人的軍隊。斥候回報斯巴達戰士忙著在做徒手體操，令薛西斯大吃一驚。薛西斯有點摸不著頭緒，因為為數僅僅三百的斯巴達戰士看起來似乎在為大戰做準備，但面對峽谷這一邊的十二萬波斯大軍，他們顯然寡不敵眾，所以訓練備戰的想法實在頗為可笑。薛西斯派人傳話給斯巴達人，告訴他們不撤退，就等著被殲滅。斯巴達人斷然拒絕，並在接下來的戰役中靠著僅有的三百人抵擋薛西斯的大軍，直到另一支希臘軍隊與波斯合謀才潰敗。你也許看過2007年的史詩電影《300壯士：斯巴達的逆襲》，便是查克・史奈德根據這個史實所拍攝的。

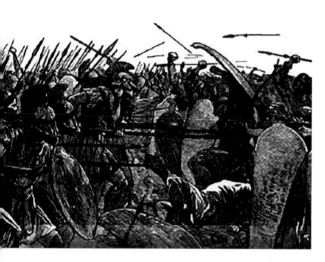

　　斯巴達人迄今仍然被公認是史上最強悍的戰鬥民族，而且他們並不羞於使用徒手體操。事實上，他們所採用的古典徒手體操正是成就他們最強戰士美名的主因。斯巴達人並非唯一熱衷於徒手體操的古希臘人。根據希臘地理學家保薩尼亞斯的紀載，所有原始奧林匹克運動會的偉大運動員都是受過徒手體操訓練的，包括當時最強悍的拳擊手、摔角手以及大力士。從留存下來的古希臘陶器、鑲嵌畫、建築浮雕中，都可以看到大量清晰描繪徒手體操嚴格進行的場景。現在我們所熟知的「希臘神祉」的完美形象即來自於這些圖片，也就是以透過徒手體操塑造出完美體態的奧運選手為原型。希臘人相信徒手體操能夠引導體格發展趨於潛在的天然極致，不是現代健美的醜陋與臃腫，而是與自然美感達成完美比例的和諧狀態。因為訓練阻力來自於自己的身體，是大地之母所賦予的完美阻力，既不會太輕，也不會太重，所以這樣的和諧是可以輕易達到的。希臘人深知徒手體操所帶來的不只是強大的力量和運動能力，還有優雅的動作及絕美的體型，正是「calisthenics」（徒手體操）這個字的希臘字根「力」與「美」的結合。

　　就如許多其他文物一般，徒手體操的藝術也從希臘流傳到羅馬。當羅馬兵團壯盛之姿到達軍事組織的巔峰時，徒手體操的精華則被保留在於競技場中公開較量的角鬥士身上。古羅馬歷史學家李維就曾描述這些「超級戰士」如何在訓練所裡日復一日的利用自身體重進行訓練，方式就是我們現在所歸類出的進階徒手體操。反覆持續的操

練讓角鬥士強悍無比，甚至有傳言說他們是凡人女子和泰坦巨人（在人類出現前與天神大戰的巨人族）的私生後代。徒手體操所帶來的強健體魄加上戰技操演，讓這些角鬥士差點在公元前一世紀顛覆羅馬帝國，當時由斯巴達克斯所領導的角鬥士奮勇起義違抗皇命，儘管裝備殘缺不齊且人數相差懸殊，但靠著角鬥士中最強壯的菁英戰士，仍然擊潰無數羅馬軍團。

古人所使用的徒手體操顯然有多套不同的系統。從殘存的文字和圖畫中，我們可以確定這些傳奇戰士與運動員所使用的訓練和我們現今所知的「徒手體操」是截然不同的。他們的系統不像簡易版的有氧運動，而是像體操訓練，並且較明確地以爆發力之漸進發展為目標。

力量訓練的傳統

在古典文明沒落之後，這種身體訓練的方式依舊持續下去。在歷史上大部分的時間，人們都相信要使運動員強健的終極方式，就是在漸進原則下使用自身體重做訓練。

幾個世紀過去，古人的訓練知識在拜占庭帝國和阿拉伯世界的軍事訓練營中還是被奉為圭臬。隨著十字軍東征興起，尚武的歐洲人對力量湧現前所未見的渴求，徒手體操這個被遺忘泰半的老朋友，又重回歐陸懷抱。眾所皆知體能訓練是侍從要成為騎士的養成中很重要的一部分，大量證據則顯示這樣的過程就是以徒手體操為基礎。從現存的泥金裝飾手抄本和壁毯都看得出侍從在樹木或木製器材上做引體向上，或是看起來像倒立伏地挺身的逆向體能運動。早在槓鈴和啞鈴問世的幾百年前，中世紀的士兵就已在進行體能訓練的事實是無庸置疑的。中古世紀的西方軍隊擁有超乎想像的力氣。根據當代的評論，英王亨利五世愛用的長弓手具有能夠將樹木連根拔起的神力。這也許只是種宣傳手法，但據說從後來亨利八世所造之軍艦瑪莉玫瑰號打撈起來的長弓，其拉力高達90公斤，現在已經沒有任何一位弓箭手能夠拉開那樣的弓。

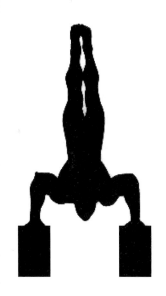

直到文藝復興時期，這些古老的訓練方法仍然為軍隊所使用，甚至經由在村鎮廣場各地大顯身手巡演維生的吟遊詩人、特技演員、歌唱家、雜耍師傳遍歐洲。而緊接在後的啟蒙時代，也由於其對所有學科知識的珍視，相信理性所帶給人類的福祉，使得徒手體操的知識不斷流傳。

利用自身體重鍛鍊在19世紀仍繼續蓬勃發展。事實上，如果說古希臘時期是身體

文化的第一個黃金時代,那麼19世紀末葉毫無疑問的就是第二個黃金時代了。在變動快速的時代,全球的健康專家都認可且著手以科學方法記錄利用自身體重訓練無與倫比的價值。前普魯士傳奇軍官弗里德里希‧路德維希‧雅恩,首開自身體重訓練制度化之先河,運用的是最精簡的器材,包括雙槓、跳馬及平衡木,我們現在所熟知的「體操」運動於焉誕生。文藝復興時期由吟遊詩人所帶動的體育巡演風潮,則保留在馬戲團中,大力士的時代也開始了。全世界湧現許多傑出的運動員,這個時期孕育了亞瑟‧薩克森、羅蘭多等傳奇人物,甚至是尤金‧山多,當今最頂級的健美比賽「奧林匹亞先生」的獎盃即是根據他本人雄健的外表所打造的銅像。這些人可說是達到前所未有的健壯,甚至比現在的類固醇使用者還有過之而無不及。薩克森能夠單手推舉175公斤;羅蘭多能夠輕鬆的一次把三副撲克牌撕碎,這根本是不可能的任務;至於山多,他能夠靠著縮緊肌肉就把纏繞在身上的鋼鍊掙斷。別忘了,掛片式槓鈴、啞鈴可是直到20世紀才問世,在那之前,世界上大多數雄健的上半身都是靠手部平衡及雙槓鍛鍊出來的。

20世紀的傳奇

甚至是到20世紀的上半葉,大多數的傳奇力士都還是靠自身體重鍛鍊。在當時,如果你不能輕鬆完成單腿深蹲、引體向上或者雙手倒立,就不能算是「強壯」。槓鈴和啞鈴的確有人使用,但前提是已對這些徒手體操的動作相當熟練。

在當時,就算是體重破表的運動員也都是進階徒手體操的好手。由大力士轉摔跤手,重達109公斤的英國人勃特‧阿瑟拉提,30年代就靠著下腰、空踢、單手倒立的連續動作博得滿堂彩。阿瑟拉提至今仍是能夠在吊環上做出高難度的「鐵十字」支撐動作的最重體重紀錄保持人。

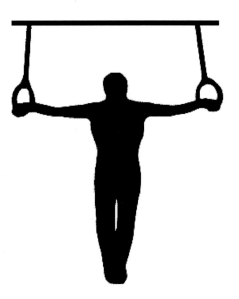

40、50年代期間,世界上最強壯的運動員大概是加拿大的怪獸道格‧赫本。一般認為赫本是史上最偉大的推舉選手之一。在那個還沒有類固醇和興奮劑的年代,他就能夠從舉重架上挺舉500磅(227公斤)的重量,或是單靠頸後推舉350磅(159公斤)。赫本的體重將近136公斤,幾乎要壓垮磅秤,但那正是他練就一身神力的基石,而且成績斐然:他的上半身壯碩如別克轎車,冠著比一般門框還寬廣的雙肩。雖然他舉重出色,但他把自己駭人的推舉神力歸功於他熟稔的倒立伏地挺身。在健身時,他不靠任何支撐做倒立伏地挺身,甚至在特製的雙槓上練習,藉此讓身體能壓得比平常更低。這位

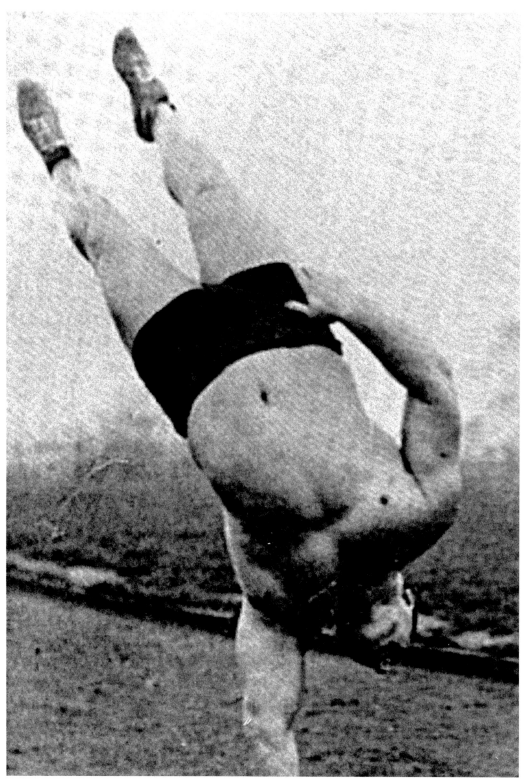

在那個傳統徒手體操當道的年代，不會有所謂「肌肉僵硬不靈活」的運動員。在這張攝於 1930 年代的照片中，重達 109 公斤的大力士摔跤手勃特·阿瑟拉提輕鬆做出單手倒立。

巨人明明白白證明了發達結實的肌肉並無礙於他徒手體操的傑出表現。赫本並沒有因為他的體格而顯得肌肉僵硬或笨拙緩慢，這都得歸功於他對於自身體重鍛鍊的嚴格態度，而這正是多數現代健身者所欠缺的。

最後一位偉大的自身體重鍛鍊者或許是以「查爾斯‧阿特拉斯」聞名於世，有「全世界最健美的男人」之稱的安傑洛‧西西里亞諾。50、60年代期間，西西亞里諾靠郵購的方式賣出了成千上萬份的函授課程「動態張力」。他融合了傳統徒手體操與靜力鍛鍊技巧，教導整個漫畫世代的讀者不需要靠其他負重器材，也能練出令人敬畏的強健體魄。

50、60年代期間，以「查爾斯‧阿特拉斯」聞名於世的安傑洛‧西西亞里諾，靠郵購的方式賣出了成千上萬份的函授課程「動態張力」。

只可惜西西里亞諾成了那個美好的訓練傳統的末代代言人。

黃金時代的終結

時序進入20世紀下半葉，許多古老的技藝和訓練體系都漸漸被拋棄而失傳。就許多方面來說，這個損失實為工業革命所帶來的直接且無法避免的結果。工業革命後，人類生活越來越依賴各項技術，連運動和體育也不例外。正當20世紀見證了訓練技術的全面革新之際，運動方式也隨之改變。

其中一項重大改變是傳統但實用的組合式槓鈴及啞鈴。槓鈴及金屬製自由重量器材已有數百年的歷史，而英國運動員湯瑪士‧英齊在1900年發明的組合式槓鈴則是20世紀新式健身方法的濫觴。沒多久，纜繩及配重片也加入健身行列，很快地和自由重量器材截然不同的固定式重量訓練器材更是一夕爆紅。在1970年代，沒用過諾德士健身器材的人就落伍了。因其凸輪滑桿的造型神似鸚鵡螺的螺旋形外殼而得名的諾德士（譯註：nautilus原意為鸚鵡螺。），旗下健身房在那段期間風行於全美各地。如今幾乎任何一家健身房裡都充斥著這種複雜難懂的健身器材，連槓鈴、啞鈴都得退居幕後。至於自身體重訓練呢？儘管有查爾斯‧阿特拉斯等人大力鼓吹，漸進式徒手體操還是免不了在歷史的洪流中遭到逐漸淘汰的命運。

傳統與現代徒手體操的差別

　　種種轉變在短期內大幅改造了我們的運動方式，連帶讓我們失去極其珍貴的傳統。過去數千年，幾乎是從有人類以來就是透過自身體重訓練來變強變壯的。有關訓練方法與技巧的知識和哲學系統都相當豐富而精密，且代代相傳。這些驚人且有效的方法學論奠基於對力量的瞭解，在數百年的反覆試驗中不斷進化，富含智慧且相當先進。這些無價的技藝旨在使運動員不斷精進健壯，直至達到人體的極限，而這不僅是指力量，還包括靈敏、活力及強健，正是我所要談的「傳統徒手體操」。

　　當槓鈴及器械真正開始主宰20世紀下半，所有這些得來不易的古老知識皆被視為多餘，對現代來說是無關緊要的。新穎的器材及其原理方法讓人目眩神迷，傳統古老的方法則逐漸凋零，乏人問津。

　　如今，自身體重訓練幾乎完全被使用器材、槓鈴和啞鈴的重量訓練取代。自身體重訓練被視為這些新方法的殘弱旁支而遭棄如敝屣。傳統的技巧和體系遭到廢棄而失傳，只剩下少量極基礎的部分。如今，就算是所謂的健身「專家」，在談論到自身體重訓練時，也只略知皮毛，例如伏地挺身、深蹲等等。他們甚至添加一些無用又可悲的現代運動，例如捲腹。這些動作常被教給學童、體弱者，或被當成暖身運動、輕量的肌耐力訓練。相較於以鍛鍊體能為目標的傳統模式，這種方法被稱為「現代徒手體操」。藉由自身體重鍛鍊超人體能及力氣的傳統徒手體操，則近乎絕跡。

　　近乎絕跡。

監獄如何扮演保存古老體系的角色

　　傳統徒手體操的古老體系一直被完整保存在一個地方，就像古代昆蟲被困在琥珀裡一樣——從未消失過，那個地方就叫做「監獄」。

　　原因很明顯。訓練技術大革命淘汰傳統徒手體操的憾事只發生在監獄外，監獄內不是倖免於難，就是推遲延後。50、60年代在健身房吹起的槓鈴、啞鈴風潮，並未出現在監獄。直到70年代末期，監獄才開始有非常陽春的重訓區。興起於70、80年代健身房裡不可或缺的體能訓練器材，在監獄的健身房裡則幾乎不見蹤影。

　　實際上，這意味著當全世界都在經歷一場20世紀體能訓練的「現代化」時，監獄則成了「化外之地」。當傳統於全美各地健身房節節敗退，監獄則因未被這些新奇玩意的技術和商業利益入侵，而成了傳統苟延殘喘之地。在18、19世紀入獄的體操選手、特技演員、馬戲團員及大力士，將他們所知的正宗自身體重訓練方式傳授給其他因犯。在完全沒有健身器材，只有頭上的鐵條和腳下的地板的牢房裡，傳統徒手訓練的知識就像

沙漠中的綠洲一樣珍貴。因為監獄裡的日子相當難熬，所以身強體壯和敏捷靈活成了必備的條件。

　　如今的牢獄生活也不容易，但是在大約100年前，那更是難以想像的艱辛。毆打及虐待是家常便飯，囚犯之間的攻擊死傷事件更是時有所聞。在牢房裡鍛鍊體能的囚犯只求苟活，他們拼命認真健身，畢竟強健與否可是生死攸關。這樣看來，那些囚犯和6800年前列奧尼達所率領的斯巴達戰士簡直如出一轍，都是依靠力量存活，而為了獲得那樣的力量，他們都透過傳統徒手體操來鍛鍊。

囚徒健身的起源

　　時至今日，全世界的受刑人都還是利用傳統徒手體操訓練。在我服刑的數十年間，我對力量和健身的著迷漸漸轉為對徒手體操自體訓練的痴狂。入獄多年後，我才開始了解有效自體運動的真諦與價值，至於能夠拼湊出傳統徒手體操的「秘史」以及監獄在保存這些技藝所扮演的角色，又是多年後的事了。

　　服刑期間，我盡我所能博覽群書，鑽研訓練、運動以及使用少量或全無器材健身的方法。我有幸目睹數百位利用自身體重在監獄裡鍛鍊出強健體魄的受刑人，其中不乏擁有驚人體能及媲美奧運選手的力量與健康之輩，但是因為他們的前科紀錄及下層地位，所以你永遠見不到他們，也不會在雜誌上讀到關於他們的訓練。我親眼見過他們的能耐，也與其深談過他們的訓練方法。能夠與這些監獄裡上一個世代的老囚徒結交並共度一段美好時光，實在是我莫大的榮幸。他們記得真正受身體文化第二個黃金時代的大力士所訓練出的大力士，不但遇過，還聽過他們的理論，知道他們的訓練方法。在他們的帶領之下，我日以繼夜地用那些嚴格的技巧鍛鍊自己，直到身體疼痛、雙手流血為止。我也指導過數百人，教學相長之下，我對自體運動的瞭解也不斷更上層樓。

　　我立志深入研究傳統徒手體操並成為當代佼佼者。幾年下來，我已收集了數本筆記，汲取在獄中所學各門各派觀念與技巧的精華，發展出一套徒手體操的終極版本。這個終極方法能夠一步一步地鍛鍊出巨人神力、靈活度及體適能，不需要特別器材，只要些許時間而且應用方便。

　　這套體系是我個人所學精華中的精華，也就是本書主題，所謂的「囚徒健身」。雖然名為囚徒又緣起於監獄，但「囚徒健身」的適用對象絕不僅只於受刑人。對想要保持健康巔峰同時練就一身神力與健壯體格的人，「囚徒健身」絕對是好處多多。

熄燈！

我發現當我和監獄外的人聊到牢裡常見的自體運動時，那種剛毅、熱血、不到精疲力竭不罷休的嚴格訓練模式，總是讓人聽得熱血沸騰，陶醉其中。那些舉重選手、運動員在和我興高采烈地討論後，總是帶著認真的眼神告訴我他們決定要苦心修練自體運動。但幾週後我卻發現他們壓根兒沒嘗試徒手體操，照樣回到健身房，只做器械或自由重量訓練，循著一般人普通、無效的方法操課，卻練不出個所以然。

我也不是說在譴責他們。畢竟要貿然投身於一個在監獄外乏人問津、特立獨行的訓練方法，確實是不容易的。若要讓大部分的人心甘情願投注精力在傳統徒手體操上，那麼他們需要的是「認清現實」。他們必須知道無效、昂貴又傷身的現代方法和有效、免費又安全的漸進式自體訓練有何差別，才能瞭解所謂的「傳統」技藝將成為明日的尖端流行。

我將在下一章討論更多傳統徒手體操和現代健身方式的差異。

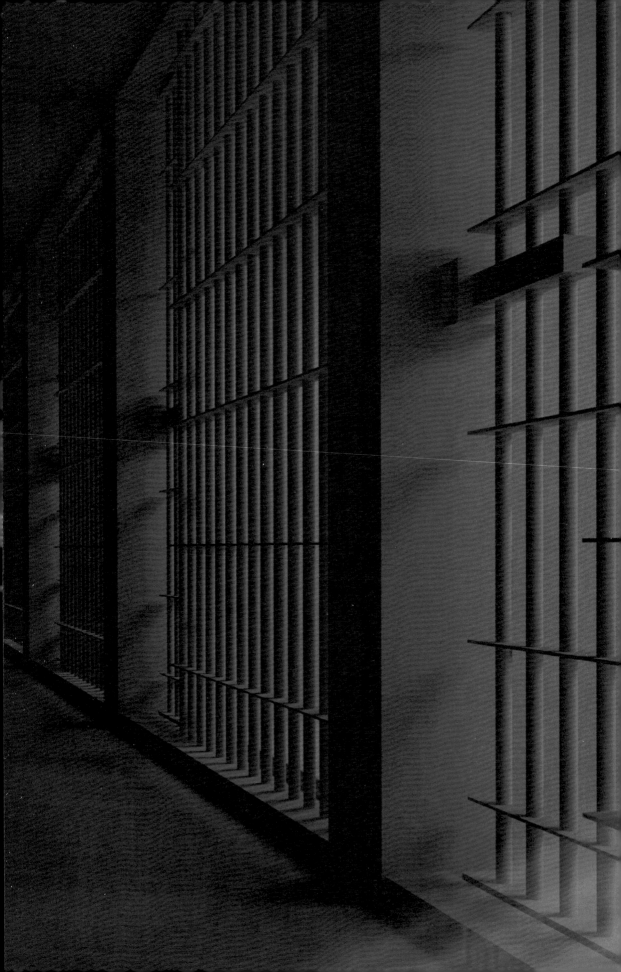

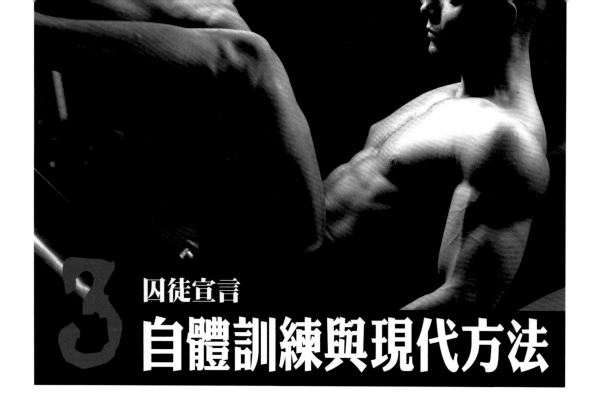

囚徒宣言
自體訓練與現代方法

不用上健身房使用現代機械和器材也能練出發達肌肉，我就是個活生生的例子。我的眾多「弟子」，在全美各地監獄裡運動健身的囚犯，也都是實例。

不過我的模式和現存方法差距之大，令許多健身會員難以接受。我的訓練與一般人所慣常之所以格格不入，可說是其來有自。我來自一個沒有乳清蛋白、沒有可調式槓鈴、沒有諾德士或博飛牌健身器材的地方。在那個惡劣、艱困的環境中，陪伴人們鍛鍊肌肉與力量的只有自己的身體、環伺的威脅以及充裕的時間。我和其他許多人都已經達成這些訓練目標，但我們靠的不是華而不實的器材設備，而是向古人取經，利用自己的身體加上經過時間考驗的傳統技巧而成。

有些人已經被洗腦，深信他們需要自由重量器材及現代健身房的設備才能充分發揮潛能，而永遠都無法接受傳統徒手體操真的管用的事實。如果你打算接受「囚徒健身」，那麼你最好先把其他教條或預設立場擺到一邊，騰出足夠的空間讓你能夠嘗試我的方法。在這個章節裡，我將向你證明為什麼你所學的現代訓練方式是偏誤、謬誤、甚至是錯誤的。

像屁孩似的現代身體文化

我熱愛健身與健美的世界。但當我看到外界訓練和運動的發展方向時，我差點就要跑回聖昆丁州立監獄，敲門再進去坐牢。當傳統徒手體操開始凋零，一般大眾的身體文化也隨之崩壞。健身訓練的世界從未像現在這樣，如此絕望、低靡、可悲。

前所未有。

有些人不同意我的說法，提出當代頂尖運動員和紀錄保持者的表現加以反駁，證明健身科學從未像現在如此先進。不過等等，暫且忘掉那些你在電視上看到的體育冠軍和職業選手。多虧近來媒體的報導揭露，一般大眾終於開始瞭解大多數的頂尖人物（無論你相信與否）都是靠著各種增強表現的藥物，例如肌肉增強劑、各式睪固酮、生長激素、胰島素及其他多種藥劑，才能（暫時）達到他們的高成就。就算是剛入行的運動員，只要是身處競爭激烈的比賽項目，往往都得與止痛藥、可體松、鎮定劑或其他具有止痛、鬆弛功效的化學藥品為伍，才能讓他們的關節（一樣，只能暫時）應付來自訓練及比賽時不合常理的壓迫。而大舉入侵職業運動的「娛樂性」藥物更不用說了，像是酒精、大麻、古柯鹼，甚至是快克古柯鹼，遭到許多意志薄弱、無法調適比賽壓力的運動選手濫用。那麼訓練方式呢？不論你曾經讀過或聽過什麼，很少職業選手知道如何妥善進行訓練。從高中甚至更低的層級起，這些早熟的明日運動之星就已經任由教練或訓練員替他們規劃一切訓練課程了。

跟健身房說再見

讓我們暫時忘卻職業選手和現代奧運選手。同時，也讓我們先忽略監獄裡的犯人和他們的訓練方式。想想剩下的其他人又是怎麼一回事呢？

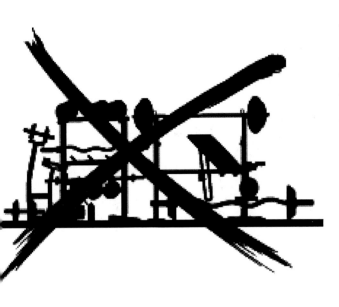

選手、囚犯以外的人，總是被雜誌、電視節目、健身專家、甚至政府衛生機構灌輸著想要身形健美，就要「上健身房」的觀念。這表示什麼？一般來說，在今日這可分為兩方面：心肺有氧運動器材與重量訓練，包括自由重量或昂貴的阻力訓練器材。

實在很難想出有什麼是比現代健身房裡的心肺有氧運動器材區還要更無效、更沉悶、更乏味的。你肯定看過這種訓練場景：一排排的健身房會員無聲無息地在原地屈體划船，踩踏轉動飛輪，或爬登不存在的階梯，而且強度都

不高，根本得不到什麼實質的成效。

至於重量訓練呢？通常有兩種方式。其一，是低調柔和的舒緩態度，也就是在使用器材時先從最容易的設定開始，或是從最輕的啞鈴舉起，然後開始單調的計數。這種自欺欺人的作法對穿著彈性纖維運動服在充滿各式器材的健身房裡的你也許看起來還不錯，但是相信我，這對健康毫無幫助，對體能和健身也沒有任何效用。其二，是陽剛派的重量訓練，也就是以沉重的仰臥推舉、大量的二頭肌彎舉為原則。就算這些運動損壞關節，而且對真正的實用力量毫無幫助也沒有關係；就算現代健美忽視甚至傷害那些對真實力量或運動能力至關重要的肌肉，包括豎脊肌、腰肌、手肌、腿肌、頸肌、還有像是腹橫肌、旋轉肌等人體系統的深層組織，也沒有關係。反正只要你穿T恤時撐得起來，一切都沒關係，是吧？

　　在不同的訓練之間加入一些愚蠢、含糊、沒什麼作用的伸展動作，然後你就跟一般健身房裡的傢伙差不多了。

現代健身大騙局

　　對那些願意離開沙發外出去健身的人，我給予讚賞，但是看看一般去健身房的人練成那副什麼德性。（你搞不好就是這種人。）距離那些人的健身目標，他們究竟達成了多少？可悲的是，多數照著以上方法健身的人，幾乎是一無所獲。那些每週辛苦上健身房的忠實會員，也許除了開頭一點小小的進步外，就很難再有什麼改變，更不用說達到他們潛能的高峰了。

　　而這還是堅持到底的狀況。高達九成的健身房會員往往在兩個月內因看不到成效而打退堂鼓。如此低落的成效，再加上極其無聊的訓練方式，怎麼能怪那些遭打擊而沮喪的人呢？

　　50年代的加州曾出現一家連鎖健身中心，以高貴不貴的價格提供「終身」會籍。所謂「終身」，意思是預付一筆金額，從此「終其一生」隨時都能使用該健身中心做訓練。聽起來很棒吧？對健身中心的老闆來說，的確是很棒。超過99%的「終身會員」在幾個月後就紛紛放棄，從此不再出現。在商言商，健身中心老闆打的正是這個如意算盤。健身中心驚人的退出率一直以來都是高居不下。

　　你也是這樣嗎？是否曾滿腔熱情、充滿理想的加入健身會員，過沒多久卻又放棄了呢？就算沒發生在你身上，你很可能也聽過許多類似的悲慘遭遇。但如果一件事情，好比健身訓練，真的如別人所說那麼有用、那麼精彩可期，為什麼還會有那麼高的退出率呢？部分的原因正是由於人們並未能夠得到預期的效果。

撇開一般健身房效率低落的訓練內容不說，看看那令人難以置信的不便利性。上健身房運動普遍來說是件煩人的事。這不僅是訓練本身，連交通也是一大問題。健身房通常需要大量的樓地板面積來擺放器材，而金主老闆們又大多不願負擔市中心的租金，於是就在郊區、工業區或荒廢區租用或購買商辦空間。大部分的會員必須自行開車或搭乘大眾運輸工具前往。出門前得先沖個澡，洗滌備妥運動衣物，換裝，打包（毛巾、飲水、補給品、會員卡）等等。辛苦上班上課一天後，還有多少人有這種閒情逸致啊？

接著，抵達健身房後，就算你事先準備了一套訓練計畫，你所需要的器材也常常被別人占用。傍晚通常是最誇張的時段。在人人奮力揮汗的健身房裡徘迴實在不是件有趣的事，除非你樂在其中。

為什麼一開始要自找麻煩去蹚這渾水呢？因為我們都被告知，要成為我們所想的人，我們「需要」那麼做。想要有好身材，我們「需要」健身中心的會籍；想要有結實的六塊腹肌，我們「需要」炫目的器材；想要有雄偉的胸肌，我們「需要」昂貴、科學、精密設計的訓練機；想要安全又舒適的健身，我們「需要」品牌訓練鞋；想要精壯，我們「需要」各種高蛋白藥丸、乳清等補給品。為什麼會有這些資訊？這一切都是為了錢啊各位！那些談話節目裡告訴你「需要」這種器材或那種設備來鍛鍊胸肌或腹肌之類的「專家」，其實就是那些商品的「賣家」。營養補充品也是一樣。那些靠著職業健美選手推銷營養補充品的健身雜誌可不是靠健美迷們撐起營運的。職業健美這檔事可沒什麼賺頭。那些雜誌不是靠藥商贊助，就是根本由藥商發行，後者還占了多數。雜誌上標榜的健美選手真正食用的甚至不是乳清蛋白等補充品，而是類固醇。

就如同我們身處的現代拜金社會中的許多虛幻表象，一堆人被灌輸為了擁有好身材而營造出的「需要」，到頭來只是一大謊言，徹頭徹尾的騙局。要達到健身的高峰，你完全「不需要」這些產品及補充品。

你所需要的只有你自己的身體，正確的知識，以及「雖千萬人，吾往矣」的超強決心。

自體訓練的基本好處

針對傳統徒手體操比現代健身訓練要好的理由，我大概可以寫出一篇論文來詳加解釋。但礙於篇幅有限，我只能先講基本原則。以下我將針對現代健身訓練，說明傳統徒手體操之所以勝出的六大重要原因。

① 自身體重訓練所需的器材極少

　　傳統徒手體操這套體能訓練系統與自主和經濟兩大原則的完美契合，可說是空前絕後。即便是對舉重最熱衷的人士也無法否認。

　　對徒手體操大師來說，他們的身體就等於是健身房。大部分的運動都不需要器材，如果想藉由一些輔助來加強訓練，在尋常人家即唾手可得。你需要的頂多就是一個可以吊掛的地方，只要用心觀察，每個人都找得到，像是鏤空樓梯、天花板上的閣樓出入口、甚至是樹枝也行。完全不需要健身房，只要一點點空間，至多跟你的身高相當，低一些也沒關係。

　　相較於其他使用金屬重量器材、纜繩、絞鍊或器械來產生阻力的體能訓練系統，徒手體操的阻力來源則是免費的「地心引力」。因為不用健身房或其他設備，所以沒有什麼雜物需要收納。而且，這表示你隨時隨地都能訓練，不管是在度假、出差、上班都沒差，絲毫不受場地限制。這個特點正是為什麼徒手體操能夠在監獄裡保存流傳並發揚光大，畢竟監獄裡幾乎什麼器材也沒有，囚犯還隨時可能被移監，甚至關禁閉。

　　徒手體操另一個極大的優點就是免費。免用器材代表不用任何投資，免健身房代表不需要繳納會費。終身免費。

② 自身體重訓練鍛鍊的是實用的運動能力

　　徒手體操是最實用的訓練，這是另一個徒手體操受到囚犯歡迎的原因。因為當苗頭不對時，監獄裡的囚犯得要真的能夠逃命才行。「中看不中用」在夜店或許還吃得開，但在監獄裡最好還是有真功夫自保才行得通。

　　人體原本就沒有要會舉槓鈴或啞鈴的必要。在身體能夠移動外物以前，必定要先能夠移動自己。雙腿必須夠強壯，才能輕鬆自在的承載軀幹在運動時的重量，例如跑步或格鬥。背部和雙臂也需要足夠的力量來拉升或推開自己的身體。

　　許多現代健美人士無法體認這個事實，這實在是教人難過。他們訓練主要是為了能夠移動外物，或許目的是達到了，但這個方法卻忽略甚至是危害了「操縱自我」這項運動最高指導原則。我遇過練得像綠巨人浩克一樣的人，可以扛著500磅（227公斤）做深蹲，但爬個樓梯卻步履蹣跚，氣喘吁吁像個老頭似的。我也認識能夠臥推400磅（181公斤）的健力選手，但因為不對稱、不自然的體能訓練，所以連舉手梳個頭都有困難。

　　因為徒手體操的本質就是一種動作訓練的形式，所以完全不會導致這些動作上的問

題。傳統徒手體操能讓你變得非常強壯，但因為訓練目標是移動自體而非外物，所以無論多強壯，你在行動上只會更敏捷、更靈活，而不會變笨拙。

③ 自身體重訓練能充分鍛鍊潛在的力量

徒手體操是最有效的訓練，這是因為其動作設計均配合人體的自然運行，不是只用單一肌群或部分的肌肉，而是把全身當作一個相互協調的整體。這表示在訓練肌肉的同時，也一併訓練到肌腱、關節及神經系統。

徒手體操之所以能夠鍛鍊出驚人的力量，在於其驅使肌肉及神經產生協同作用。很多重量訓練人士顯然受到健美哲學的影響，深信凹凸有致的肌肉才是力量的來源。事實上，讓肌肉細胞產生動作電位而收縮的主角其實是「神經系統」，因此你的體能與爆發力大半取決於神經系統的效率。施展力量的機制包括神經，這就是為什麼有些人的肌肉雖然看起來比較小，但力氣卻比較大。

很強壯的人會告訴你肌腱的力量對爆發力來說或許比肌肉的大小還來得重要。徒手體操的動作讓關節和肌腱以自然的方式運作，從而產生較強的爆發力，一般重訓的動作在訓練效果上就相形失色了。（參見原因④。）

徒手體操在鍛鍊原始力量方面如此有效的另一個原因，是因為其訓練方式能讓人一次運動數個肌群。例如做深蹲時，除了練到大腿前側的四頭肌外，還包括臀大肌、臀小肌、脊髓肌、髖屈肌、腰腹肌，甚至是腳趾肌。而正確的下腰動作更可以活動全身百餘塊肌肉。因為人體的構造原本就是以複合、整體的方式在運動，所以這個事實恰巧也應證了剛剛所提的第二個原因。很多健美動作——尤其是使用器材的那些——往往以不自然的方式將肌群分區練習，導致肌肉發展不對稱，功能不協調。以健美或重訓的方式鍛鍊，常會走入死胡同，意思就是單一項目只活動到少部分的身體系統，有時甚至只有單一肌群。但當使用徒手體操訓練時，你不得不活動全身而需要協調、合力、平衡，甚至是專注。這些加總起來不儘可以活化神經傳導，更可以加強肌力。

④ 自身體重訓練能保護並強化關節

在獄中，不管年紀多大，都必須保持全身上下都很強壯。在單薄或疼痛的關節拖累之下，無論你的肌肉看起來有多結實，都會讓你變得相當脆弱。你或許會很驚訝，但這正是很多囚犯刻意避免做重量訓練的一大原因。

主要問題之一是現代體能及阻力訓練的形式其實是在傷害關節組織。人體關節是由極其纖細柔軟的組織所支撐，包括肌腱、筋膜、韌帶以及滑囊，而這些組織並非生來承

受高強度重量訓練的。單薄的部分包括腕關節、肘關節、膝關節、腰椎關節、髖關節、肩關節、脊關節以及頸關節，其中肩膀最容易在訓練過程中受傷。能夠持續一年以上的重量訓練而倖免於這些部位的慢性關節疼痛，那真的是非常幸運。

別只是聽信我的片面之詞。親自到熱門的健身中心走走，你會看到很多人手腕和膝蓋都戴著護具，背上纏著高科技護套，手肘還繞著固定束帶。更衣室裡則瀰漫著止疼用的薄荷按摩軟膏、鎮痛擦劑的味道。健美人士常常與關節問題為伍，如果他們開始濫用類固醇，使肌肉快速生長，而關節卻未能有相應的進化而無法負荷，則會讓問題更加嚴重。到他們年屆不惑時，傷害已經造成，無論是否停止訓練，從此都只能和疼痛共存。

造成傷害的原因是健美動作大多相當不自然。因為強調對肌肉本身的訓練，於是身體被迫在不自然的動作或角度去承受外來的重力。如此折磨身體的副作用之一就是對脆弱的關節造成莫大壓迫，使其反覆面對訓練帶來的威脅，結果就是軟組織撕裂、肌腱炎、關節炎或其他病痛。關節發炎後，結痂組織甚至是鈣化隨之增生，造成關節更加單薄僵直。健美訓練以肌肉為主要目標，而肌肉比關節發展適應得較快的結果，就是患者的肌肉越發達，關節的問題就越嚴重。

本書中的徒手體操動作只要按照順序確實練習，都不會引起關節問題。相反的，這些動作可以終身逐步強化關節，甚至能修復關節舊傷。得以享受這些好處的原因有二。首先，根據基本的物理學，徒手體操訓練所用的阻力決不超過自己的體重，不會有健美訓練中荒謬過度的尊榮負重。其次，根據人體運動學，人體經歷數百萬年的演化，首要目標就是能夠控制自己的運動，而非「設計」來負荷逐步增加的外在重量。

人體運動學家大概會表示徒手體操的動作比舉重的技巧更「真實」。當人體必需負擔自己的重量，像是在作引體向上或深蹲的時候，骨骼及肌肉組織自然地合作調整出最有效、最自然的力量輸出比例。但是當健美人士在提舉外來重物時，這個自然的調整則無從發生，他們必須學會盡量「不自然」的運動，強迫肌肉接受最大強度的壓迫。引體向上是一個說明徒手體操「真實性」的絕佳例子。就跟我們的靈長類近親一樣，人類也曾演化出靠著攀枝拉起自己爬上樹木的能力。這個演化遺跡至今仍留存在人體，也就是為什麼人們可以快速又安全地適應引體向上訓練的原因。健美訓練中類似引體向上的動作是「屈體划船」，但人體並未演化出操作這個動作的能力，因此很多人練習沒多久後就傷到脊椎，腰背或肩膀。

徒手體操是以自然的方式運用關節力量，一如其發展所示，訓練結果則是關節隨著肌肉組織循序等比成長，越來越強而有力，而非削弱損耗。當關節組織自我修復重建，舊傷宿疾將被排除體外，同時降低日後受傷的風險。

⑤ 自身體重訓練能快速鍛鍊出完美身材

力量與健康應該是你健身的主要目標。你必須盡可能的在步入老年之前增加實用力量，而徒手體操能助你一臂之力。

不過老實說，大家都想有點肌肉，而且越多越好。魁梧健壯的身形不但提高自尊，還傳遞一個訊息給其他男性：「不要惹我。」這是監獄文化中很重要的一部分。而且在出獄後，結實的肌肉對女性來說也是一大吸引。

「現代」徒手體操主要鍛鍊的是肌耐力及一點心肺力，但幾乎對身形塑造毫無幫助。傳統徒手體操則可以把肌肉加到任何一種體形，使其在最短的時間內趨近理想狀態。更重要的是，訓練結果不會像使用類固醇的現代健美人士一樣，彷彿穿著怪異、虛假、膨風的大猩猩裝。相反的，其結果相當自然、健康，而且比例非常完美，就跟擔任古希臘天神雕像模特兒的運動員一樣，直到今日，仍舊被視為是完美人體的原型。

在使用類固醇以前的年代，公認擁有史上最結實、最美觀的身材的男人是約翰・格里米克。他贏得1939年的完美先生冠軍，並在1940及1941年兩度贏得美國先生的頭銜，是史上唯一得獎超過一次的人。

格里米克的身材令人心生敬畏，直到今日依舊如此。他的壯大其偉和男子氣概，堪稱是終極完美的典型。現在的健美者往往運動過度導致肌肉僵硬而動作笨拙，相較之

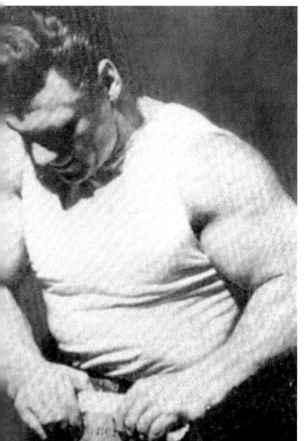

下，格里米克則是個傑出的運動員。在姿勢表演的最後，他翻身倒立並做起伏地挺身，接著放下雙腿展現完美的下腰動作，最後以劈腿坐姿作結。格里米克也熱衷於舉重，但他表示自己結實的上半身大多是倒立訓練的成果。他致力推廣徒手體操的益處，但結果似乎是言者諄諄，聽者藐藐。

自身體重訓練能鍛鍊出壯碩結實的身材，還想要更多確切的證據，不妨在下回電視轉播男子體操時打開看看。那些選手擁有粗壯的二頭肌，肩膀像椰子一樣，闊背肌彷彿一對翅膀，這些都是靠著活動身體對抗地心引力而練出來的，就跟古人訓練的方式一樣。

傳奇人物約翰・格里米克準備像一般人撕一張紙一樣輕鬆地撕一本厚厚的電話簿。格里米克身高175公分，壯碩的手臂粗達46公分。他在尚未有類固醇的年代就練出一身神力與驚人體格，而且大多還是利用在鋼鐵廠工作12小時後的下班時間鍛鍊。他的成就泰半歸功於傳統徒手體操。

⑥ 自身體重訓練能改善並控制你的體指率

常見的健美訓練往往導致飲食過量。忘掉你在雜誌上看到的那些職業肌肉男，大部分時間他們絕不是你所看到的那個樣子。他們只在數月嚴格且不健康的飲食控制後那短短的比賽期間拍照。沒有比賽的時候，他們可是肥胖許多，至少增加個10公斤左右的體脂肪。這還是頂尖選手的情況，一般人更是不堪，往往誤信雜誌熱切的推銷話術，對這種置入性行銷的不良企圖絲毫不察而食用過量的高蛋白等促進肌肉生長的補充品。多數的業餘健美者並未服用高劑量類固醇，因此他們的新陳代謝不足以將多餘的熱量轉換成肌肉。結果就是大部分人舉重都還沒練成，卻都把重量加到自己身上，成了營養過剩的胖子。

重量訓練和造成飲食過量的心理因素密不可分。在一段費力的訓練前，人們常常說服自己多吃、多舉、多長肉。辛苦訓練後，體力往往被不自然地搾乾，胃口也跟著不自然地大增。

認真進行徒手體操訓練的運動員情況則恰恰相反。因為肥胖的好麻吉若是健美，那麼徒手體操就是他的天敵了。如果你想要做到400磅（181公斤）的屈體划船，就算是暴飲暴食到帶著游泳圈，你或許還是能達成目標。但若你的目標是做到單手引體向上，那你就不得不注意你的體重了。體重直線上升的人是很難練好徒手體操的。

徒手體操的目標是要能夠駕輕就熟地舉起自己的身體。體重越重，離這個目標就越遠。一旦你開始規律進行徒手體操訓練，潛意識就會告訴你體重越輕，訓練越容易，進而自動控制你的食慾和飲食習慣。這一切所言不假，我自己就多次親眼見證過，那些採用徒手體操訓練的人總能自然地拋開贅肉。試試看吧！

熄燈！

本書的讀者群包羅萬象。有些是初學者，期望能在人生旅途中增長一些氣力與肌肉。很多則已經是健美、重訓的好愛者，或是健身中心會員，尋覓更多技巧和方法來充實他們的錦囊，好讓他們在度假中、沒有健身器材、不在健身房時能派上用場。還有些讀者本身就是囚犯，希望知道如何安排理想的牢房訓練來度過刑期。更有一些純粹喜歡運動的人，想了解我們是怎麼在牢裡健身的。

不管你是哪一種人，都希望我已經讓你開始思索自身體重訓練的好處。我知道「所有」現代運動員都能從這些保存在監所中的知識獲益良多，因此我熱衷於傳遞這個訊息。對我來說，這本書不只是關於訓練技巧，更是對現代健身發起革命的「囚徒宣言」。

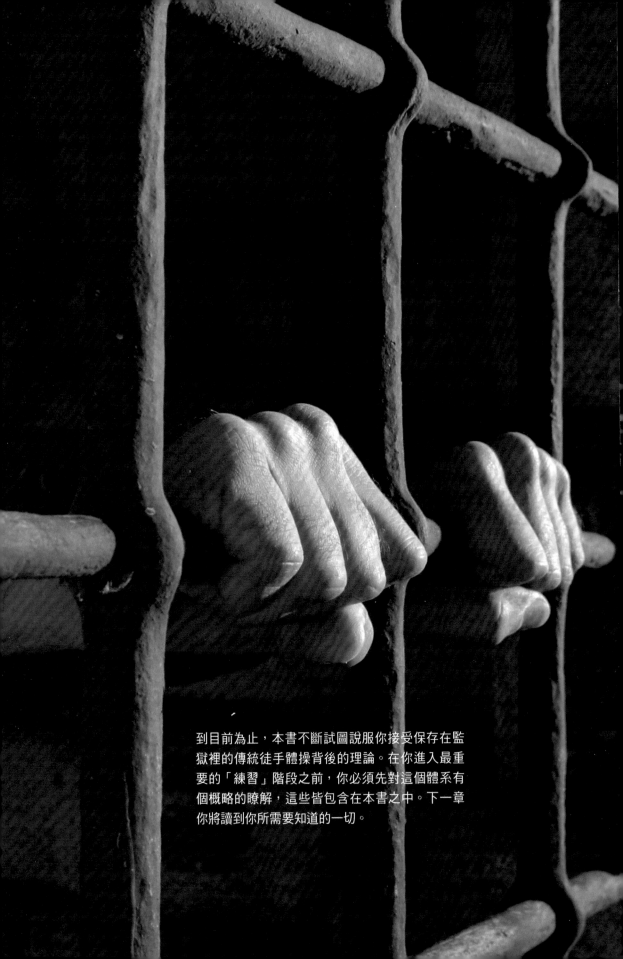

到目前為止，本書不斷試圖說服你接受保存在監
獄裡的傳統徒手體操背後的理論。在你進入最重
要的「練習」階段之前，你必須先對這個體系有
個概略的瞭解，這些皆包含在本書之中。下一章
你將讀到你所需要知道的一切。

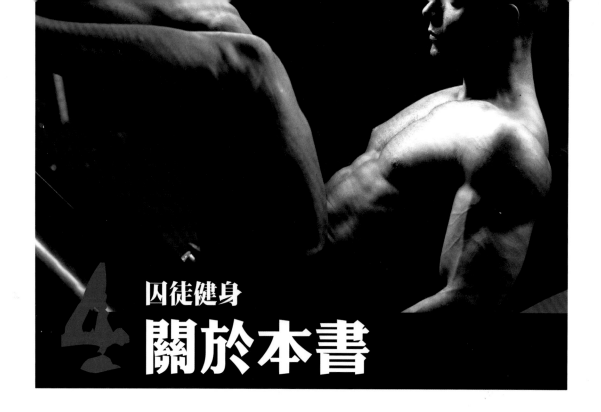

囚徒健身
關於本書

首次獲得這本書的靈感是我還在安哥拉監獄的時候。被判八年徒刑的我,當時已經在牢裡待了五年,訓練了許多獄友,幫助他們攀上體能的巔峰。因此,我手邊有大量零散的筆記、草草記下的想法和撩亂的訓練計畫,全都塞在一大本名片簿裡。出書其實並不是我自己的想法,甚至也不是其他獄友提供的點子,而是來自一位名叫羅尼的獄警。

羅尼是個塊頭很大的黑人,在當地是名列前茅的健力選手,像輛卡車一樣又大又壯,深受獄囚尊敬。雖然說起話來輕聲細語,但他可一點也不好欺負。你絕對不會想被他摔倒,畢竟在過程中他幾乎能把你的手臂給扯下來。不過我倒是和羅尼處得很好,部分是由於我們對健身的共同愛好。偶爾在他傍晚巡房時,他會來找我串門子,聊聊健身之類的事情,我則會告訴他一些舉重的歷史。有一天,我正在和羅尼討論一些倒立訓練的眉眉角角時,他脫口而出說:「你知道嗎?你應該把這些給寫下來。外面已經沒有人懂這些東西,都失傳了。」我在好幾個監獄圖書館或監獄外面看過多年的健身雜誌及相關書籍,實在不得不同意羅尼的話。

在接下來的幾年中,我逐步將我的技巧及方法轉為書本的形式。畢竟這是一套原本就有的體系,我自己也執教多年,所以過程並不太難。不過要把這麼多的內容去蕪存菁,濃縮成一本手冊大小的書,倒也著實費了我一番功夫。我從沒寫過書,但在所能利用的空閒時間中,我慢慢摸索出一條路來了。

《囚徒健身》一書就是這些努力的結晶。為了讓內容更容易吸收,我特別利用本章

對全書架構做一個概覽，希望能幫助讀者進入狀況並更能善加利用。同時，我也想大略介紹《囚徒健身》的一些核心概念，尤其是「囚勁六式」及「十招」。

以下便是本書內容的摘要：

第一篇：預備知識

在第一篇「預備知識」的部分，你會讀到囚徒健身體系的龐大背景，包括緣起、傳統徒手體操介紹、自身體重訓練相較於現代健身中心訓練的益處，以及本章。這四章將傳授關於本書體系的理論、本質、好處及優點。同時你也將認識監獄健身的悠久傳統，以及囚徒健身的起源與歷史。這些章節對於認識囚徒健身體系、釐清一些對監獄健身或徒手體操來路不明的誤解等方面都相當有幫助。

第二篇：囚勁六招

本書的第二篇名為「囚勁六招」，這個部分包含了本體系的實質內容。就如本篇篇名所示，囚徒健身是以六套動作為基礎，即所謂的「六招」。

隨便一位稱職的重訓教練都會說鍛鍊肌肉的運動有百百種，但事實上，一套好的訓練課程只需要幾個重要而基本的動作。這是因為儘管人體有多達五百塊肌肉，但這些肌肉都已演化發展出一套彼此之間以及和身體其他系統和諧分工的運作模式。企圖鍛鍊單一肌群不啻是忽視此一事實，甚至將影響身體整合協調運作的自然本能。因此，要正確的鍛鍊肌肉，最好的方法就是盡量選擇最少的運動來完整鍛鍊全身，並在練習這些核心運動的過程中不斷提升力量。

六招

本書的體系是運用六個基本動作來鍛鍊全身從頭到腳的每一塊肌肉。之所以選擇這六項運動，則是源自幾世紀以來的傳統、反覆嘗試，以及融合解剖學與人體運動學的結果。表一列出了這六招及其所鍛鍊的主要肌群。快速瀏覽一下表一就可以發現，這六招能夠鍛鍊到所有主要的肌群，是個完美的結合。例如下腰鍛鍊幾乎整個人體背部，抬腿則鍛鍊正面，伏地挺身鍛鍊上半身的推力肌肉，引體向上則是拉力肌肉，諸如此類。每個動作都合理分配了所有訓練部位，雖然免不了有部分重複，例如伏地挺身除了能夠完整鍛鍊表列的主要肌群外，同時也鍛鍊腹肌；下腰則同時鍛鍊三頭肌等等。六招的圖表只是列出各個動作的主要目標肌群。從這個簡略的列表中可以發現，這六項運動剛好足以鍛鍊全身，多一分則過度，少一分則不足。

六招

動作	主要鍛鍊肌群
1. 伏地挺身	胸大肌和胸小肌、前三角肌、肱三頭肌
2. 深蹲	股四頭肌、臀肌、膕繩肌和大腿內側、髖部、小腿和雙腳
3. 引體向上	闊背肌（翅膀）、圓肌、大菱形肌與斜方肌、肱二頭肌、前臂和雙手
4. 抬腿	腹直肌（六塊肌）、腹斜肌（腰肌）、前鋸肌（肋骨外側肌肉）、肋間肌（肋骨之間的肌肉）、橫膈肌、腹橫肌、股直肌（股四頭肌）、縫匠肌（股四頭肌）、髖部前側所有的肌群
5. 下腰	所有脊椎肌肉、下背、髖部後側、股二頭肌
6. 倒立伏地挺身	肱三頭肌、所有肩胛帶肌、斜方肌、雙手、手指、前臂

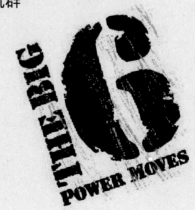

THE BIG 6 POWER MOVES

十式

　　反覆操作同一動作可以，不過就像第二章所說的，單純增加伏地挺身或引體向上的次數是會增加體力，但對力量和肌肉的幫助則有限。力量和肌肉幾乎是任何一項監獄健身訓練的關鍵所在，而這個原則也是囚徒健身系統的基礎。因此，六招的每一個動作都被拆解成十項不同的運動。

　　這十項運動稱為「十式」，按照難易度排列，讓練習者能夠由淺入深，循序漸進。按照計畫，你將逐次在這些不同的運動間慢慢進步，從第一式一路進階到第十式。

　　這十式都是基本六招的變化，從伏地挺身、引體向上、深蹲、抬腿、下腰到倒立伏地挺身，招招都有十式變化。本書第二篇中的每一招皆單獨成章，每一章都分別包含十式的細部解說。例如「深蹲」這一章就包括十種不同的運動，全部都是根據「深蹲」的基本動作加以變化而成，並依照難易度排列，第一式最容易，第十式終極最困難。

　　以深蹲為例，第一式為「肩立深蹲」，是這一招裡最簡單的；第十式為標準的「單腿深蹲」，是最困難的。無論您現在的體力有多麼單薄，「肩立深蹲」幾乎是所有人都能夠立刻上手的；但不管怎麼強健，也很少有人能首次嘗試就完成「單腿深蹲」。這樣

深蹲十式

第1式	肩立深蹲
第2式	屈體深蹲
第3式	扶手深蹲
第4式	坐式深蹲
第5式	標準深蹲
第6式	併腿深蹲
第7式	滾球深蹲
第8式	單腿半蹲
第9式	扶球深蹲
第10式	單腿深蹲

THE 10 STEPS

安排的目的是要讓那些沒有特殊器材的人能逐步鍛鍊到可以做每組20至50下的「單腿深蹲」。

能夠精熟第十式的練習者，將會比可以蹲舉400磅（181公斤），但肌肉僵硬的健身會員擁有更強壯、更健康，並且更實用的雙腿。如此驚人的運動成就，直到今日卻還只有極少數人能掌握傳統知識加以達成。他們試過一次單腿深蹲，但連一下都做不好。若他們懂得如何完成十式，就能夠快速精熟該招式，同時獲得可觀的生理健康與心理滿足。不知怎的，這些得來不易的知識在商業化的健身房裡不是失傳，就是被其他機械、器材或新的體系所取代，除非你已經靠類固醇長肌肉，否則簡直是一文不值。

十式的劃分或許是因徒健身最重要、最具革命性的特色。只要應用得當，這些招式的奧義將能讓弱雞在短期內出現神蹟，因此，這套體系一直受到我在獄中的弟子們的「小氣」守護，畢竟知識就是力量。這套體系的資訊很少越過監獄高牆傳遞到外界，也未曾以書面形式出版發表。你手上現在拿的這本書，代表的是這十式的細節首次完整揭露在陽光下供社會大眾審視。

有件事是可以肯定的。如今這套體系被我全盤公諸於世，牢裡很多傢伙應該對我很不爽吧！

終極式

你的目標是在不同的招式間依序進步，最後到達能夠完成每一招最困難的版本，也就是第十式。各招的第十式代表各項運動的最高境界，因此又稱為「終極式」。因為六

終極式

招式	終極式
1. 伏地挺身	單手伏地挺身
2. 深蹲	單腿深蹲
3. 引體向上	單手引體向上
4. 抬腿	吊掛抬腿
5. 下腰	鐵板橋
6. 倒立伏地挺身	單手倒立伏地挺身

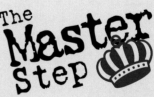

招各有一個第十式，所以共有六個終極式是你應該要力求克服並臻至完美的。這六個自身體重訓練的終極式分別如下：

　　極少運動員能夠完美並反覆做出這六個終極招式，一般人更是沒幾個能做到其中的一兩項。這是因為大部分的人都只專注於訓練特定部位，很少人是著眼於鍛鍊全身力量的。這實在是個嚴重的錯誤。這也是為什麼你可以找到不少會做單手伏地挺身的人，但除了在最森嚴的監獄和最高級的體操訓練營外，幾乎找不到能夠正確做出這六個動作的。世界上只有少數幾位運動員能夠正確完成這六招的終極式，你也要下定決心成為他們其中的一分子才行。

升級進度表

　　在六招的每個章節詳細講解十式之後，有一張清楚簡潔的升級進度表能幫助你循序通過這十式。這六張表（每招一張）依序清楚記載了十個招式，更重要的是，還包括讓練習者知道自己是否達到每個動作的「升級標準」的資訊，也就是說，練習者可以據此判斷是否已經精熟該式，是否能夠進階到下一式。練習者務必遵循這些建議，因為妄想超前進度可能會導致災難發生，輕如技巧拙劣，重如受傷、挫折沮喪等等。

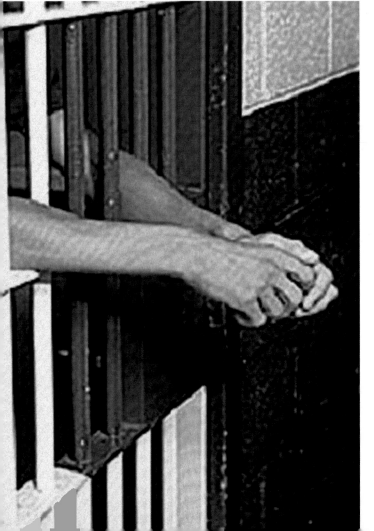

延伸變式

　　六招各章最後均以一個稱為「延伸變式」的段落作結。六招其實還有相當多的變化並未包含在十式之中，部分原因是因為並非所有變化都是適合的，或是因為納入一個動作所有可能變化而成的訓練將會是過度的。

　　舉例來說，「雙槓撐體」所鍛鍊的肌肉和「伏地挺身」很接近，所以被視為其變式。「虎式屈撐」是舊時和「倒立伏地挺身」很類似的著名運動，因此被視為其變式。「蹲跳」及「跳箱」是「深蹲」的爆發版，所以也被視為其變式。

在獄中，你如果不學會自訓，就等於是自殺。

這些變式並非十式的替代。不過，如果你想在訓練過程中增添一點變化或在受傷時繼續鍛鍊，那麼知道一些變式也是挺方便的。

第三篇：自訓

因為我願意收取報酬指導健身訓練的技巧，所以我在獄中以「安德烈那度」——也就是西班牙語的「教練」——著稱。其實我算是個異類，畢竟知識就是力量，而這保命知識在獄中可是像其他財物一樣被小心翼翼地收藏著。在監獄外頭，你可以在任何一家健身房找到私人教練。但他們要價過高，大部分還不懂真正、實用的訓練。你或許好運可以找到一位好教練，但真的很難；在本書的最後兩章我將教你如何成為自己的教練。

在第十一章：人體智慧，我提出一些過去幾年我所學到的實用訓練哲學，教你從正確的暖身運動到不必服用禁藥也能有實質持續進步的技巧。本章的方法和策略能讓你免於做些徒勞無功的訓練。

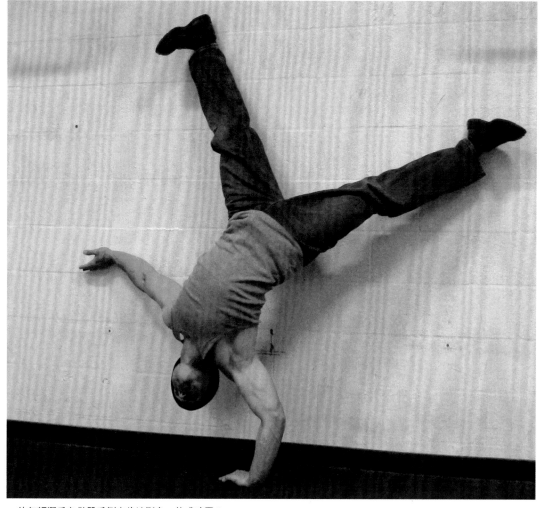

一位年輕選手在做單手倒立伏地挺身，他成功了！

第十二章：養成規律，我將教你如何整合前幾章的資訊來安排自己的訓練計劃，不管你的程度如何都適用。

熄燈！

希望本章能讓你對全書的內容有個大略的瞭解。這點非常重要，因為《囚徒健身》跟其他充斥著各種技巧、觀念的健身書不一樣。它是一個完整的體系，是一套哲學，是一種我自己和其他人已經經歷數十年的生活方式。它讓我們免於失控，有時甚至是生死瞬間的一線希望。

這本書呈現了我在獄中訓練多年所得的知識精華。我把我在獄中所學分享出來，好讓你不用自己入獄去學；將這些知識集結成冊，好讓它們有用武之地。不要只是讀，要練！快開始吧！最好的起步是先確定你已經瞭解第三章「囚徒宣言」所說的各種好處。接著，再看完第五到第十章，認識「六招」，明白正確的練法以及要避免的錯誤。

現在就開始吧！你不需要任何特殊器材。從伏地挺身、深蹲和抬腿十式中的第一式開始做起。除非你不良於行或有傷在身，不然應該是很容易的。看懂升級進度表，慢慢把整本書讀完，然後運用第十二章所學規劃自己的訓練。

從你開始做囚徒健身的那一刻起——就是今天——你的最後目標就是要精熟終極式，不是只有其中一兩式，而是全部六式！這實在是太重要了，所以我必須重申：

你的最後目標就是要精熟
全部六招的終極式

我不管你現在是圓是扁，是老是少，這都不要緊。你或許可以學得很快，也可能得投入數年的時間訓練才能達到個人的高峰，那也都沒關係，因為什麼都比不上努力和勇氣重要。你有的是成功的力量，而我將在本書中給你成功所需的法門。別再找藉口，我是不會聽的。在監獄裡，時間不會等待弱者。監獄外一般人拿來當作免死金牌的情緒或體弱，在監獄裡只會被視為攻擊和羞辱的邀請。身為我派弟子，這些是絕對不允許的。

　　熄燈了。你孤身在牢房裡，只有身心作陪。

　　開始訓練吧！

訓 練 筆 記

第 2 篇

囚勁六招

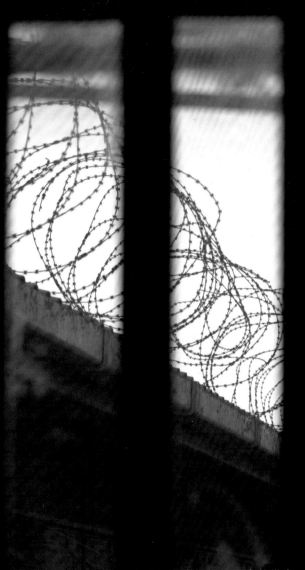

本篇將開始介紹囚徒健身的囚勁六招。接下來的幾章，
你將學到關於這些絕妙運動所該知道的一切，包括：

· 每個動作的理論及益處
· 每一招的十式
· 技術指導
· 操作要點及訣竅
· 理想組數與次數
· 延伸變式技巧

吸收本篇的知識後，你對於徒手體操的瞭解將比一般私
人教練清楚十倍。該知道的全都在這兒了。

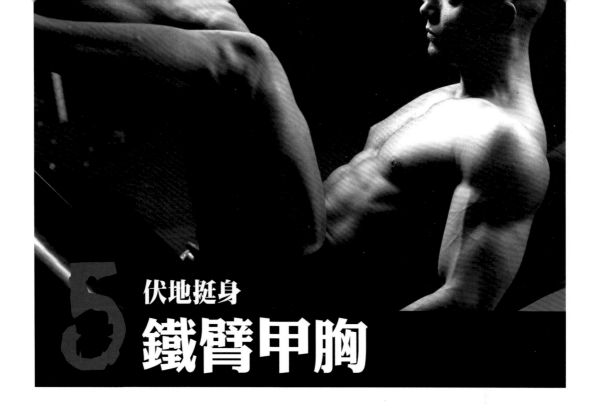

5 伏地挺身
鐵臂甲胸

伏地挺身是訓練上半身的終極運動，能夠激發力量、生成肌肉、增進腱力並鍛鍊上半身的推力肌群，使其與身體中段及下半身的合作更加協調。世界上沒有其他運動可以像伏地挺身一樣同時具有這些功效。雖然「臥推」常被吹捧為更好的上身運動，但這其實是個謬見。一來臥推的動作是以不自然的方式孤立上半身，二來就算是短時間的訓練，臥推也會對肩部旋轉肌群造成傷害，引起肘關節及腕關節疼痛。伏地挺身則會「保護」這些關節，增進可以應用在真實世界的力量，而非只是在健身房裡做做樣子。這就是為什麼伏地挺身在全球各地的軍事訓練營及軍校裡都是排名第一的肌肉鍛鍊運動，從最早的戰士至今都是如此。

不幸的是，因為臥推成為新寵，所以伏地挺身被貶為高次數的肌耐力運動，實在是一大恥辱。如果你懂得以漸進式的方式熟練伏地挺身，將可鍛鍊出媲美甚至是超越健美或健力選手有如泰山壓頂的上身力量，同時你的肩膀也會很感謝你。本章就將教你如何成為伏地挺身的終極大師。

伏地挺身的好處

伏地挺身的做法千變萬化，鍛鍊的部位不盡相同，但萬變不離其宗，每一種做法對於增加力量與發展肌肉都有很大的幫助。伏地挺身能活絡軀幹四周的推力肌群，充分鍛鍊胸大肌、前三角肌及胸小肌，更能同時鍛鍊到上臂主要肌肉——肱三頭肌的三個頭。

伏地挺身透過理想的動作幅度來鍛鍊上述肌肉，若以正確的方式操作，還能額外讓更多肌肉產生有益的「等長收縮」，也就是使肌肉在身體固定於某個姿勢的狀態下產生收縮。伏地挺身的等長收縮作用在闊背肌、胸腔所有的深層肌肉、脊椎肌肉、腹肌、腰部與髖部的肌肉、臀肌、股四頭肌以及脛骨前肌（位於小腿前側的肌肉）。甚至連足部、腳趾也都一併受益。

若以正確的姿勢漸進操作，伏地挺身還能強化關節以及肌腱，使其更有力、更健康。支撐手指、手腕、前臂以及手肘等細小但重要的深層肌肉與組織將隨之強化，腕管綜合症、網球肘、高爾夫球肘及其他一般疼痛的發生機率也會降低。某些伏地挺身的變式，例如偏重伏地挺身（見64頁），會利用不穩定的支撐物練習，有效強化肩部脆弱的旋轉肌群，避免長期為難無數力量鍛鍊者的肩傷困擾。伏地挺身還能促進血液循環，代謝堆積在關節的廢物，移除沾黏膠質，舒緩舊有的結痂組織。比起只靠器材做重量訓練，若把伏地挺身納入日常課程循序漸進的訓練，將可大幅減少這些重要部位的關節傷害。

完美技巧帶來完美結果

我在獄中讀了不下百頁的「標準」伏地挺身技巧，從武術秘笈到軍事訓練手冊，各家說法不盡相同。事實上，每種「標準」技巧之所以有點差異，純粹是因各人體型不同所致，包括四肢長短、肌群力量、體脂率以及傷病史都有影響。因此，與其訂出一個「標準」伏地挺身的嚴格規範，我選擇分享幾個原則及概念：

- 避免怪異的角度與手部姿勢。找出一套自己覺得最舒服的方式。
- 保持軀幹、臀部、雙腿成一直線。臀部若是翹起，表示腰不夠力。
- 雙腿併攏。雙腿張開會增加軀幹的穩定，而降低運動的難度。
- 雙臂於動作開始時應該保持豎直，但手肘不要過度僵硬，微微彎曲以避免關節疼痛。（有時稱之為保持雙臂「柔軟」。）
- 呼吸平穩。基本原則是上吐下吸，但若呼吸困難，跟不上步調，那就增加呼吸次數。

速度

很多人建議做伏地挺身時要快，還強調越快越好。有些甚至偏好**增強式**（plyometric）地挺身，其實只是改了個酷炫的名字，但跟原有的「拍手」伏地挺身一樣換湯不換藥，不過就是猛然撐起上身時，雙手騰空擊掌一下、兩下甚至是三下。

能夠做快速伏地挺身的確有其益處。快速動作能夠藉由所謂的**牽張反射**（myotatic reflex）刺激並訓練神經系統。如果你喜歡參加比賽，要注意很多伏地挺身比賽都是限時

的，因此你做得越快，獲勝的機率就越高。此外，知道自己能夠快速移動肌肉也是件好事。因此如果你做伏地挺身的水準已經超過入門級別，表示你的關節和肌肉已經具備一定的條件，那你的確應該偶爾做一些速度更快的伏地挺身。但不論你的程度如何，速度的增加務必要一步步來，好讓身體能夠慢慢適應。

每種運動都做幾組快速的練習不僅有益而且有趣。儘管如此，在做伏地挺身時，仍然應該以慢速為主，下去「兩秒鐘」，停頓「1秒鐘」，上來「兩秒鐘」，再緊接著做下去。

練習用這種穩定的步調來做伏地挺身有兩個原因。第一，平穩的技巧可以鍛鍊出精純的力量。當你施展爆發力時，有些動作不免是借助身體動量完成的。如果使勁費力的是動量，那一旁納涼的就是你的肌肉了。快速地操作某個動作更是種作弊的行為。常見某些人在做伏地挺身時很快地「彈」起來，表示他們缺乏精純的肌力撐起自己的身體。

第二，相較於爆發動作，人體關節在平穩的規律中能調適得更好，較不易出現慢性或急性運動傷害。只有在關節已經習慣規律平穩的練習後，偶一為之的快速動作才無傷大雅。你可以選擇增加爆發力的訓練，但這樣的訓練不該成為主角。獨厚這種快速動作訓練的人，遲早會發生疼痛或關節卡卡的問題。

籃球、棒球，親親寶貝

稍後將介紹的各種伏地挺身運動中，有些會利用一些物品來輔助。借助物品來完成一些練習技巧或檢視自己的動作幅度並非必要，但卻很有用，尤其是在獨自訓練的時候，這也是在獄中被廣泛應用的策略。

你需要的輔助物品只有籃球和棒球，幾乎任何一家大型商店都可以便宜買到。早期多半不用籃球而使用較重的藥球，不過籃球比較便宜，效果也一樣好。如果你不想用籃球或棒球，找個大小差不多的東西來代替也行。紅磚是個不錯的選擇，三塊疊起來就跟籃球差不多高，一塊則幾乎跟棒球一樣大。不管你用什麼，切記安全第一，避免有可能斷裂、傷人的物品，像是易碎或有鋸齒狀邊緣的都不要考慮。

在使用物品幫助你判斷伏地挺身的下壓幅度時，千萬不要跟那樣物品「碰撞」在一起。緩緩下壓直到輕輕「碰觸」籃球、棒球或其他你使用的物品就好。在獄中，我們有個說法形容恰當的碰觸力道：親親寶貝，也就是你的上胸在下壓碰觸到棒球時，力道應該相當

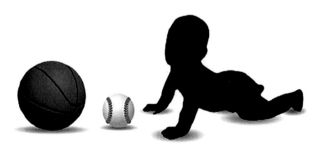

於你在親吻小嬰兒的額頭，彷彿蜻蜓點水一般，不多也不少。

伏地挺身下壓後短暫停留的技巧，可以排除動量干擾，鍛鍊更強的肌力及控制力。這是為什麼任何下壓動作我都建議要停頓1秒鐘的原因。順道一提，「親親寶貝」的技巧也能應用在重量訓練，例如臥推或肩推。若是無法在下壓時讓槓鈴「輕」「吻」你的身體，而必須馬上彈起或短暫垂放，那就算超重。簡單來說，當你無法完全控制該重量來順利進行一些技巧動作，就是「超重」了。

手掌或指節？手腕或手指？

我建議你在做伏地挺身時，盡量採用手掌平貼地面的方式。很多人以運用一些怪異的手部姿勢做伏地挺身而沾沾自喜，像是指節、手指、拇指，甚至手腕背部。我希望我的弟子能把伏地挺身當作一項終身運動，而這必須要靠使用對關節最輕鬆的手部姿勢。對大部分人來說，最舒服的姿勢就是經典的手掌平貼。手腕受傷者是少數例外，這時候使用指節來做伏地挺身，避免手腕彎曲，反而是比較容易的姿勢。

利用指尖來做伏地挺身，能夠強化雙手以及前臂，是個不錯的額外訓練，特別是對常常需要用到握力的人。訓練方式為從第一式「推牆伏地挺身」（見58頁）開始慢慢循序鍛鍊，直到手指完全適應，能夠做出標準的指尖伏地挺身為止。對大部分人來說，每一兩週做幾組五指全展的經典指尖伏地挺身，就已經足以保持比一般人要強健許多的雙手，這樣就夠了。

但對某些人野心更大的人來說，這樣的訓練或許還不夠。如果是這樣的話，與其減少指頭數量，不如一路用五指練完十式直到能夠做單手伏地挺身來得安全。其實很少人可以練到這樣高的境界。如果你真能用五指指尖做單手伏地挺身，相信我，你的手指頭已經強壯得跟鋼管一樣了。

至於用手背或腕關節做伏地挺身，那實在是太折磨人了。在肌力輸出被限制的情況下，結果往往是手腕會比肌肉先舉白旗投降。除非你是傳統空手道高手，需要特別訓練手腕來增強攻擊力，否則想都別想。

伏地挺身系列

大部分伏地挺身的訓練課程變化不多，頂多就是增加次數，或是抬高雙腿來增加困難度，但這實在是大錯特錯，因為一旦技巧精熟了，這些方法的作用就只是徒增肌耐力而已。

對所有的力量訓練來說，「漸進」是不變的根本。種瓜得瓜，種豆得豆，就肌力而

言，如果只是一股腦地增加次數，是沒有太大效用的。「囚徒健身」的伏地挺身包含了十種不同的做法，也就是「十式」。後一式都比前一式難。「六招」的前三式對大部分的人都非常容易，甚至可當作傷後物理治療的復建運動，而對於幫助初學或過重者慢慢進入狀況也相當有用。剩餘各式則越來越困難，直至難度最高的第十式——終極式——為止。理想狀況是能夠根據「升級標準」，從初級、中級穩扎穩打，一招一式的循序漸進。

各式解說的最後都包括一段「精益求精」，提示一些「眉角」幫助練習者逐步改進其動作。藉由這些小訣竅，可以增加每一式的變化，因此第一招「伏地挺身」將不僅僅十式，而是有各不相同的上百式。在十式的圖文解說之後，附有兩頁的「升級進度表」，方便練習者參照。如果還想更進一步，章末的**延伸變式**（見72～73頁）則提供了十來種更多伏地挺身的變化。

接下來的10頁，就是圖文並茂的「十式」了，接招吧！

STEP 1　推牆伏地挺身

分解動作	面向牆壁，雙腳併攏，雙手平貼在牆壁上，此為預備動作（左圖）。注意雙臂須打直，與肩同寬，雙手與胸同高。肩膀下壓，手肘彎曲，直到額頭輕觸牆壁，此為結束動作（右圖）。推回預備動作再重複相同步驟。
深入解說	「推牆伏地挺身」為伏地挺身十式中的第一式，是精熟本招的基礎。作為起手式，本式的動作要求自然是最容易的，任何四肢健全的人都應該能夠輕鬆完成。這個動作同時也是復健療程中的第一步，對於傷後或術後希望促進復原或重建體能的患者都相當有幫助。手肘、手腕以及肩膀，尤其是肩部的旋轉肌群，特別容易發生慢性或急性運動傷害。本式運動能和緩活絡、刺激上述部位，促進血液循環及肌肉強直。徒手體操的初學者在進行任何訓練時，切莫操之過急，務必按部就班，從起手式開始培養技巧及能力。
訓練目標	● 初級：1組，每組10下。 ● 中級：2組，每組25下。 ● 高級：3組，每組50下。
精益求精	除非有殘疾、重傷或生病的狀況，否則本書的讀者理應都能完成本式。若是處於傷後或術後恢復期，則本式可作為很好的「測試」，讓練習者在復健過程中體察自己的弱點。

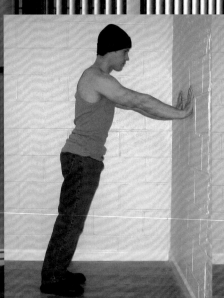
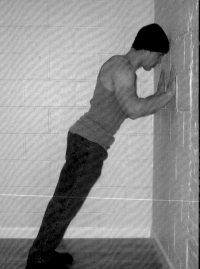

雙腳併攏，雙手平貼在牆壁上。　　　　　　　　肩膀下壓，手肘彎曲，直到額頭輕觸牆壁。

STEP 2　上斜伏地挺身

　　練習本式前，必須先找一個大約有你身高一半高（約與髖部齊平）的穩固物體或傢俱，例如書桌、高腳椅、流理臺、矮牆或堅固的圍籬，都是不錯的選擇。大部分監獄牢房裡的洗手槽剛好也符合上述需求，但別忘了要確定夠穩固，足以承受本運動的力道。雙腿併攏，腰桿挺直，雙臂打直與肩同寬，略往前傾扶住支撐物體。若支撐物高達升高的一半，身體街大約與地面成45°，此為預備動作（左圖）。肩膀下壓，手肘彎曲，直到身體輕觸支撐物的上緣（右圖）。停頓1秒後再推回預備動作，繼續重複相同步驟。

深入解說

　　本式接在第一式之後，身體下壓的角度較大，代表上半身的肌肉需承受較重的體重。「上斜伏地挺身」比經典的「標準伏地挺身」（第五式）容易。雖然對大部分練習者來說，本式動作對肌肉的要求並不高，但對初學者持續精進或傷患復健治療均相當有幫助。

訓練目標

- 初級：1組，每組10下。
- 中級：2組，每組20下。
- 高級：3組，每組40下。

精益求精

　　「上斜伏地挺身」的傾斜角度約為45度，若無法以此角度完成初級目標，可將雙手改放在比身高一半還高的支撐物上，用較大的角度練習。待動作精熟後，再慢慢縮小，直到可以習慣45度為止。若想挑戰更難的角度，可以利用階梯，逐步減少階數來增加難度。

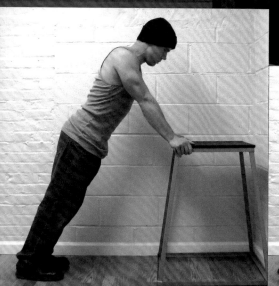
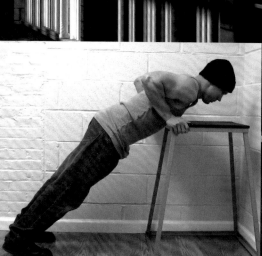

STEP 3 跪姿伏地挺身

分解動作	雙膝跪地靠攏，手掌平貼在前方地板上。雙臂打直，與肩同寬，與胸齊平。腳踝微微交疊，保持臀部、身軀以及頭部為一直線。此為預備動作（左圖）。以雙膝為軸，肩膀下壓，手肘彎曲，直到胸部與地面距離約一個拳頭高（右圖）。停頓1秒後再推回預備動作，繼續重複相同步驟。
深入解說	「跪姿伏地挺身」是伏地挺身的第三式，因為是俯臥地面的伏地挺身中最容易的一種，所以是由入門到進階的墊腳石，連接前兩式的站姿和後幾式較困難的俯臥，扮演承先啟後的角色。跪姿伏地挺身常見於女性，因其相對缺乏足以完成標準伏地挺身的上身力量，即便如此，本運動對男性亦大有幫助。對體重過重或身材走樣的人來說，會是個很好的入門運動。由於採用跪姿，較容易撐起上身，因此作為後續進階伏地挺身的熱身運動也相當不錯。
訓練目標	● **初級**：1組，每組10下。 ● **中級**：2組，每組15下。 ● **高級**：3組，每組30下。
精益求精	如果發現無法做到標準的「跪姿伏地挺身」，可以減少下壓的幅度，不必要求至距離地面一個拳頭高。降低標準的難度，同時增加每組的次數（大約20下），以能夠輕鬆完成為原則，接著在高次數下逐步增加下壓的幅度，直到能完成標準動作為止。

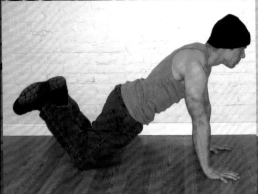

雙膝跪地靠攏，手掌平貼在前方地板上。

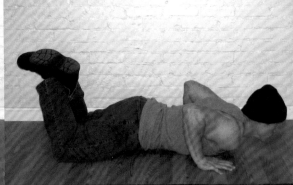

以雙膝為軸，肩膀下壓，手肘彎曲，直到胸部與地面距離約一個拳頭高。

STEP 4　半伏地挺身

分解動作	兩膝著地，雙手平貼地面，雙腳向後伸直。雙手與肩同寬，置於前胸下方。腳跟靠攏，兩膝併齊。肌肉用力撐住，背部、臀部、雙腿成一直線。開始時手臂打直，接著身體下壓至手臂一半的高度，或是至手肘彎曲成直角。用一顆標準籃球或足球來幫助判斷下壓幅度。身體撐起於球的上方，讓球置於髖部下方，此為準備動作（左圖）。肩膀下壓、手肘彎曲，直到髖部與球輕觸（右圖）。對大多數人來說，這樣已足以方便客觀地判斷出正確的下壓位置。停頓1秒後再用力推回準備動作。
深入解說	「半伏地挺身」是一個很重要的運動，務求姿勢正確。很多人伏地挺身做不好，因為腰部和脊椎的肌群太單薄，所以總是在髖部下壓時翹高臀部。本式即在訓練腰部和脊椎的肌群，鍛鍊挺直髖部所需的肌力。
訓練目標	● **初級**：1組，每組8下。 ● **中級**：2組，每組12下。 ● **高級**：3組，每組25下。
精益求精	若是做不到標準動作，可先減少下壓幅度，再逐步增加。如果是用籃球輔助，可以從髖部下方改置於膝蓋下方。由準備動作下壓至膝蓋與球輕觸，幅度大約相當於標準伏地挺身的四分之一。當你能夠完成10下四分之一伏地挺身時，即可將球往大腿方向挪動，逐步練習到將球移至髖部為止。

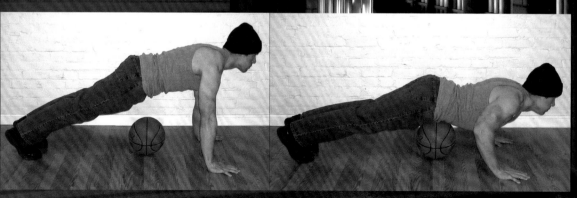

身體撐起於球的上方，讓球置於髖部下方。　　　　　　肩膀下壓、手肘彎曲，直到髖部與球輕觸。

STEP 5 標準伏地挺身

分解動作	兩膝著地，手掌平貼地面，雙腳向後伸直併攏，雙手置於胸前，與肩同寬。雙臂打直，臀部與脊椎成一直線，此為預備動作（左圖）。肩膀下壓，手肘彎曲，直到胸部與地面距離一個拳頭高。在獄中的伏地挺身比賽，計數者會握拳立於參賽者胸部下方，當其下壓碰到拇指指節時，即大聲計數。若你是獨自訓練而想確保姿勢正確，可以放一顆棒球或網球在胸部正下方（右圖）。當你胸部輕觸到球時，停頓1秒再用力撐起。
深入解說	本式為「經典」的伏地挺身，是大多數人印象中體操課的動作。一提到「伏地挺身」，多數人第一個想到的幾乎都是本式標準伏地挺身的動作。標準伏地挺身是絕佳的上身運動，能有效鍛鍊手臂、胸部以及肩帶。不過這並非最困難的伏地挺身，在本招的十式中，這只是排名第五的難度而已。
訓練目標	● **初級**：1組，每組5下。 ● **中級**：2組，每組10下。 ● **高級**：3組，每組20下。
精益求精	你可能會很驚訝，很多人做不來標準的伏地挺身，就連彪形大漢也不見得可以。若你還沒辦法，先回到上一式用籃球繼續做「半伏地挺身」，然後逐步將球往前移動，並盡量保持每組相同的次數。當你能夠做到身體下壓至下巴碰到籃球時，就可以朝「標準伏地挺身」邁進了。

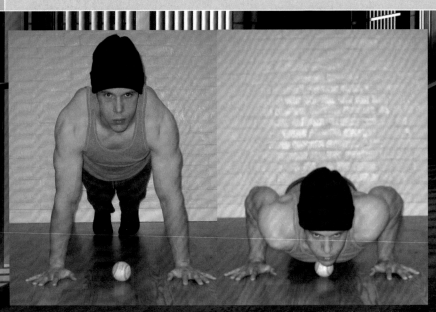

放一顆棒球或網球在胸部正下方。　　　　　當你胸部輕觸到球時，停頓1秒再用力撐起。

分解動作	本式的準備動作與前一式「標準伏地挺身」大致相同，唯一差別在於雙手須靠齊。不用把雙手重疊或把雙手拇指與食指拼成菱形，只要食指指尖相碰即可。雙臂打直（左圖），身體下壓直到胸部輕觸手背（右圖）。停頓1秒再用力撐起回到準備動作。
深入解說	「窄距伏地挺身」的歷史悠久，是伏地挺身系列中至為重要的一式，但卻因不若「增強式」（拍手）或「下斜式」伏地挺身酷炫而被冷落。這實在是相當可惜，畢竟「窄距伏地挺身」是要一路晉級到單手伏地挺身的關鍵基礎。大多數人在做單手伏地挺身時，會覺得要在手臂呈銳角彎曲下撐起的動作特別困難，這是由於手肘太單薄，在彎曲夾角小於90度時便不夠力。在做窄距伏地挺身時，因為雙手靠齊，所以手肘在身體下壓時自然會以比標準伏地挺身還大的角度彎曲。手肘彎曲角度加大，可同時鍛練肱三頭肌並強化手肘、手腕的肌腱。因此，熟練本式後，將來要做伏地挺身時將會感到輕鬆許多。
訓練目標	● **初級**：1組，每組5下。 ● **中級**：2組，每組10下。 ● **高級**：3組，每組20下。
精益求精	若是雙手碰觸有困難，就回上一式「標準伏地挺身」，然後逐步縮短雙手間距，並盡量保持每組高次數。

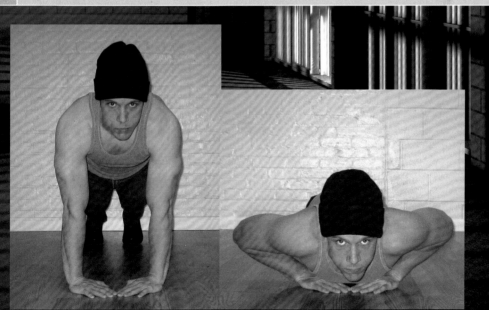

只要食指指尖相碰即可。　　　　　　身體下壓直到胸部輕觸手背。

STEP 7 偏重伏地挺身

分解動作	雙腳靠攏，雙腿、臀部及背部成一直線，雙臂打直，手掌平貼地面置於上胸前，呈伏地挺身的經典姿勢。保持單手撐地，另一手扶貼於籃球上。雙手均須位於肩膀下方以保持身體穩定，此為準備動作（左圖）。身體平衡後，盡你所能將體重平均分配於雙手。一開始會覺得有點困難，但不要放棄。肩膀下壓、手肘彎曲，直到胸部輕觸置於籃球上的那一手（右圖）。停頓1秒鐘後再用力撐回準備動作。
深入解說	本式為從雙手進階至單手伏地挺身的第一種變化。除了籃球以外，也可用一般的紅磚（三個）或空心磚（一個）等穩固的物體代替，不過籃球還是首選。穩定籃球的動作能鍛鍊到較少使用的旋轉肌群，使之強化以應付接下來更嚴峻的挑戰。改用結實的足球也行，不過因為籃球止滑的顆粒有助掌握，所以籃球還是王道。
訓練目標	● **初級**：左右手各1組，每組5下。 ● **中級**：左右手各2組，每組10下。 ● **高級**：左右手各3組，每組20下。
精益求精	能夠做出標準的「窄距伏地挺身」者，應該就已經準備好有信心挑戰本式。如果一開始有困難，八成是由於協調不足，而非肌力不足。若是如此，可以先用穩固的物體代替會滾動的籃球，例如一般建築用的紅磚就是個不錯的選擇。當你可以單手撐在一塊紅磚上做20下「偏重伏地挺身」後，試試疊兩塊紅磚。以此類推到能夠疊三塊紅磚做20下時，就可以再次挑戰使用籃球了。

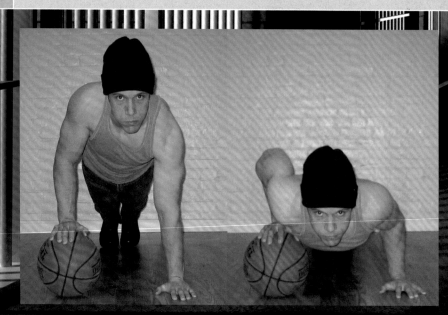

保持單手撐地，另一手扶貼於籃球上。　　　　肩膀下壓、手肘彎曲，直到胸部輕觸置於籃球上的那一手。

STEP 8 單手半伏地挺身

分解動作	就第四式「半伏地挺身」的準備動作，一樣在髖部下放一顆籃球。一手伸直平貼地面於胸部前，另一手置於後腰部，此為準備動作（左圖）。肩膀下壓，手肘彎曲，直到髖部輕觸籃球上緣，此為結束動作（右圖）。停頓 1 秒後再推回準備動作。若是肱三頭肌不夠力，動作時身體可能會忍不住扭擺，這時千萬要撐住，盡量挺直身體，這個原則適用於任何一種伏地挺身。
深入解說	「單手半伏地挺身」是伏地挺身系列的第八式，其技巧代表練習者已經從雙邊訓練進入單邊訓練，是個重要的里程碑。透過本式，練習者可學會標準單手伏地挺身所必備的平衡能力。因為只靠單手出力，所以本式可加強手部、腕部以及肩部關節，為後續幾式作準備。由此可見「單手半伏地挺身」在伏地挺身系列中的重要性，故務必熟練。不過因為本式的手肘彎曲角度不大，訓練強度稍弱，所以不適合單項訓練，必須搭配其他身體下壓手肘彎曲超過九十度的運動，例如「窄距伏地挺身」或「偏重伏地挺身」。
訓練目標	● 初級：左右手各 1 組，每組 5 下。 ● 中級：左右手各 2 組，每組 10 下。 ● 高級：左右手各 3 組，每組 20 下。
精益求精	如果還沒辦法做單手伏地挺身，就把籃球改放在膝蓋下方，做四分之一的單手伏地挺身，再逐步把球往前移，慢慢增加身體下壓的幅度，就跟在練第四式半伏地挺身一樣。

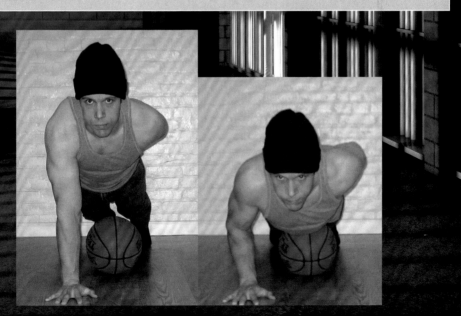

一手伸直平貼地面於胸部前，另一手　　　肩膀下壓，手肘彎曲，直到髖部輕觸
置於後腰部。　　　　　　　　　　　　籃球上緣。

STEP 9 槓桿伏地挺身

分解動作	就伏地挺身姿勢，身體打直，雙腿併攏，一手平貼地面置於胸前，另一手置於身體外側的籃球上，距離以手掌能服貼於球上為原則。雙臂打直，此為準備動作（左圖）。穩定緩慢地下壓，直到胸口距離地面約一個拳頭高。跟標準伏地挺身一樣，可以利用棒球或網球來幫你自行判斷下壓幅度。身體下壓的同時，順勢將籃球推往身體外側（右圖）。停頓1秒後再把自己推回。
深入解說	標準「槓桿伏地挺身」的難度幾乎相當於單手伏地挺身，這正是為何本式為此系列的「壓軸」。你會發現扶著球的那隻手臂除了控球外很難使力，迫使另一隻手必須全力以赴。如果你在做單手伏地挺身時推不起身體，可以利用本式逐步鍛鍊到成功為止。
訓練目標	● 初級：左右手各1組，每組5下。 ● 中級：左右手各2組，每組10下。 ● 高級：左右手各3組，每組20下。
精益求精	由於槓桿原理的關係，伸展的那隻手臂很難施力。若要降低難度，可以將扶球手的手肘彎曲，讓球離身體近一點。但是不要太彎，因為如果把球一路移回身體側邊，本式就跟第七式相差無幾了。當你逐漸強壯以後，再慢慢把球往身體外側移動，直到你能伸直手臂完成本式動作為止。

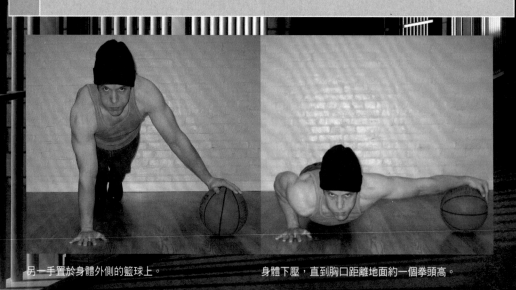

另一手置於身體外側的籃球上。　　　　　　身體下壓，直到胸口距離地面約一個拳頭高。

分解動作	雙膝著地，單手平貼地面置於胸前。雙腿向後伸直，腳尖著地。脊椎及臀部保持一直線，調整體重分布，確保手臂伸直置於胸前，而非身體外側或前側。身體穩定後，將另一隻手置於後腰部，此為準備動作（左圖）。肩膀下壓，手肘彎曲，直到下巴距離地面大約一個拳頭高（右圖）。停頓1秒後，再推回準備動作。
深入解說	標準的「單手伏地挺身」是檢驗胸、肘力量的試金石，每每叫人嘆為觀止。很多人宣稱能夠輕鬆做出本式，但可別被騙了。當你要他們說到做到時，看到的可能是雙腳打開、身體扭動、姿勢怪異等各種簡化動作，根本是笑話一場。真正的單手伏地挺身大師無疑是頭少見的猛獸，而你的目標就是要讓自己成為猛獸之一。
訓練目標	● 初級：左右手各1組，每組5下。 ● 中級：左右手各2組，每組10下。 ● 高級：左右手各1組，每組100下。
精益求精	若你已熟練「槓桿伏地挺身」，則「單手伏地挺身」應該嚇不倒你。但如果你還沒辦法做5下標準的單手伏地挺身，那就先回到第九式，確定你可以做20下標準的「槓桿伏地挺身」。如果還是做不了單手伏地挺身，就繼續練第九式，直到可以每組做30下再繼續。

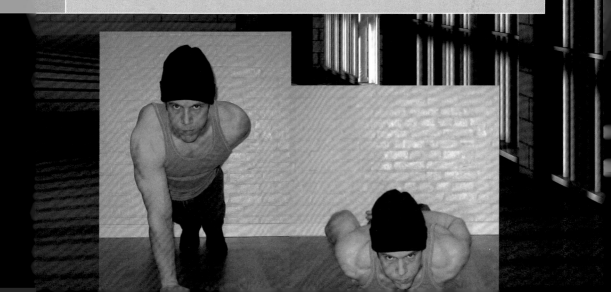

第1式	推牆 伏地挺身 p58	練到 50 下 × 3 組後 進入第 2 式
第2式	上斜 伏地挺身 p59	練到 40 下 × 3 組後 進入第 3 式
第3式	跪姿 伏地挺身 p60	練到 30 下 × 3 組後 進入第 4 式
第4式	半伏地挺身 p61	練到 25 下 × 2 組後 進入第 5 式
第5式	標準 伏地挺身 p62	練到 20 下 × 2 組後 進入第 6 式

升級進度表

第6式	窄距 伏地挺身 p63	練到20下×2組後 進入第7式
第7式	偏重 伏地挺身 p64	練到20下×2組後 進入第8式
第8式	單手半 伏地挺身 p65	練到20下×2組後 進入第9式
第9式	槓桿 伏地挺身 p66	練到20下×2組後 進入終極式
終極式	單手 伏地挺身 p67	直到可以 100下×1組

超越顛峰

不管你是誰，能夠以完美無缺的標準姿勢深沉、緩慢地做出單手伏地挺身，就是一項了不起的驚人成就。除非你年逾七十或不良於行，否則只要按照前述十式勤加練習，都可達成這個目標。

至於達成目標需要多少時間就不一定了，完全取決於個人的投入程度、體脂肪率、手臂長度以及天賦力量等因素。但不可或缺的是決心毅力，唯有咬緊牙關堅持下去，才能一嘗成功甜美的果實。不過成功不是終點，而是另一個起點。成為單手伏地挺身大師後將何去何從，就看個人目標了。

選項之一是增加次數。一旦熟練自身體重訓練的技巧後，增加次數便一點也不困難，只要每一兩次練習增加 1 下，過不了多久你的體力將一飛沖天。對意志堅定的人來說，「兩組各50下」是個可怕但可能達成的中程目標。

「兩組各50下」是個驚人成就，絕對稱得上是大師中的大師。如果你到達這個境界，幾乎可以稱霸世界上任何一間健身房，打遍天下無敵手了。不過對於有潛力又潛心的好手而言，「100下」才是真正的終極目標。你沒看錯，就是100下。單手撐起身體來回100下聽起來是電影裡的超級英雄才辦得到，但其實經過鍛鍊，人人皆可。在我寫這本書時，半小時做最多下單手伏地挺身的金氏世界紀錄保持人是一位名叫道格・波洛登的加拿大人，他完成了不可思議的1,382下！由此可見，天下無難事，只怕有心人，100下絕非遙不可及。

雖然增強肌耐力這個附加價值有趣又讓人滿足，但我深信自身體重訓練的唯一真諦還是「力量訓練」。增加次數能改善肌耐力，但當次數到了兩位數後，對力量的幫助就呈現邊際遞減了。如果你想增加肌肉與力量，就必須設法增加訓練難度。首先，你可以磨練訓練技巧，使其臻於極致，例如放慢動作，確保肌肉所受的阻力不受動量干擾減少。當動作都已至慢而平穩，便可試著增強拮抗肌的等長收縮，也就是當你在動作時，盡量繃緊手臂、肩部以及背部，增加每一寸移動的困難。這種謀殺式的訓練絕對能帶你到達前所未有的境界。

如果你還是覺得單手伏地挺身太容易，那就轉移注意與精力去做「單手倒立伏地挺身」（見201頁），一樣可以鍛鍊上身的推力肌群，但由於角度以及全身體重的關係，會比單手伏地挺身的挑戰大上許多。

這些策略能讓你藉由自身體重訓練持續增強力量長達數年,直到你的基因極限。增強力量並非只能靠重量訓練,但若你非得嘗試,何不試試混合技巧?當單手伏地挺身成為牛刀小試時,試著用空著的那一手舉啞鈴,效果絕對比單做重訓要好得多!

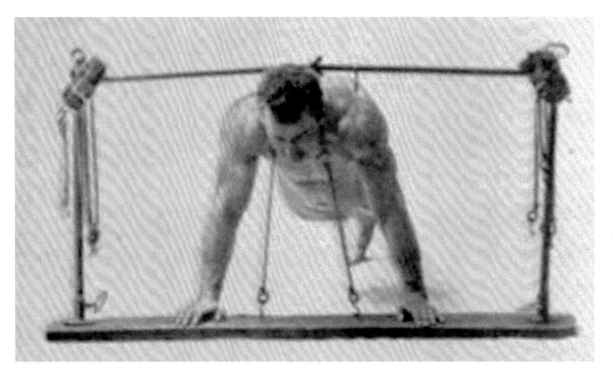

圖為有史以來最偉大的大力士尤金 · 山多。為了向著迷於器械的大眾推廣伏地挺身的好處,山多耗費數年研發伏地挺身機。後來他還是放棄實驗,斷定利用自身體重做伏地挺身還是比較好的方式。

延伸變式

　　伏地挺身除了前述的基本動作外，尚有多種變化。雖然訓練安排應該以熟練前述十式為優先，但有時還是可以試試其他變化當作收尾運動、避開受傷部位的替代運動，或單純換個口味。本節將介紹一些實用的伏地挺身延伸變式，以供參考。

雙槓撐體

　　這是經典的校園運動。握住或扶住身體兩側的雙槓或平面，用力撐起使雙腳離地，手肘及肩膀下壓，直到上臂與地面平行，再用力撐回。過程中盡量保持身體直立。本變式還可簡化為把雙腳置於與髖部同高的位置，並用雙手撐住身體後方的床鋪、桌子或長凳的簡易版，因此有時又稱為「凳上撐體」。雙槓撐體以及凳上撐體並非真正的伏地挺身，但所鍛鍊的推力肌群與其大致相同，同時更能活絡上背部的闊背肌等大肌群。

倒立伏地挺身

　　見第十章。

下斜伏地挺身

　　下斜伏地挺身其實就只是在做伏地挺身時，把腿提至比手還要高的位置，不知為何有時會被誤稱為「上斜伏地挺身」。在獄中很多人是把腳擱在臥鋪上，不過你可以試試更高的地方，例如書桌或洗手槽。甚至還有人是把腳撐在牆壁上，但要維持這個姿勢就費力多了。高舉雙腳的姿勢將身體重心移往雙手，藉此提高運動的難度。而因為身體向下傾斜的角度增加，所以比一般俯臥式伏地挺身更能有效鍛鍊肩部以及上胸。但我並不建議浪費時間在「下斜伏地挺身」上，畢竟「倒立伏地挺身」（見第十章）以更有效率的方式集其優點於一身，因此不須多此一舉，而且還有訓練過度的風險。

寬距伏地挺身

　　這是窄距伏地挺身的相反，不將雙手靠齊，而是分得比平常更開，至多到肩寬的兩倍，藉此將阻力從肱三頭肌及肘關節移往胸肌與前肩接合處。套句外行人的話，就是胸比三頭練得多。這種姿勢對熟練伏地挺身的幫助不大，畢竟胸肌、肩帶肌原本就相對比肘關節強壯，持續練習只會擴大兩者的差距。然而如果你的訓練重點就在胸肌的話，寬距伏地挺身還是挺有用的。

超人式伏地挺身

　　標準伏地挺身的雙手位置通常平貼地面與肩或胸對齊，但「超人式伏地挺身」則是向前伸展將近整隻手臂長，有點像是超人飛行的姿勢而得名。由於力矩增加，超人式伏

地挺身特別能鍛鍊到上胸肌、胸小肌、闊背肌以及腋下的肌腱。缺點則是身體下壓幅度減少，重要的肩部及肱三頭肌反而訓練不足。因此，就像寬距伏地挺身一樣，超人式對熟練伏地挺身的幫助不大，除非你想加強胸肌，否則能不做就不做。

壁虎式伏地挺身

　　壁虎式伏地挺身依照難度可細分成四種。最簡單的是在做標準伏地挺身時，用一腳腳踝勾住另一隻腳，也就是只靠單腳支撐，因此又稱為「三點式伏地挺身」。第二種是把一條腿抬離地面，一邊用力撐著一邊做伏地挺身。抬腿這個小動作能使保持身體穩定的幾個部位，包括腿部、髖部、腰部以及脊椎等肌群的等長收縮效果倍增，比一般的伏地挺身更要求平衡及專注。第三種則是雙腳保持在地面，但一手向前伸展平舉與頭部等高，基本上相當於「單手伏地挺身」，差別在於置於後腰部的手改舉在身體前方。至於最難的第四種，則是混合第二種與第三種，一手向前平舉，對側的腳向後抬高，保持這個姿勢做伏地挺身。用這個方式做伏地挺身需要相當的上身以及下背力，以維持穩定。這個姿勢彷彿蜥蜴在炙熱的沙漠裡輪流抬腿的動作，故稱之為「壁虎式」。若是行有餘力，則「壁虎式伏地挺身」可當作日常訓練中一項有趣的收尾運動，但切記兩側要做相同的次數，以確保身體平衡發展。

增強式伏地挺身

　　本式又稱為「拍手伏地挺身」，是標準伏地挺身的威力加強版。做法為保持身體僵直，快速下壓後，猛然推回使雙手短暫離開地面，騰空拍手，落地後再重複以上步驟。若推力越強，則離地越遠，落地前的拍手次數也就越多，拍到三次甚至是四次的都大有人在。本式還有更變態的版本：「單臂拍手伏地挺身」，也就是拍手前只靠單手推回。拍手伏地挺身能夠訓練速度，偶爾放進日常訓練也是個不錯的選擇，但卻有相當的運動傷害風險，因此不要操之過急，至少先熟練偏重伏地挺身後再嘗試。

伸展式伏地挺身

　　本式基本動作同標準伏地挺身，但雙手置於身體兩側較高的物體上。你可以購買特製的伏地挺身握把，不過把雙手放在椅子上也能達到相同的效果。當你將雙手置於水平面（例如地板）時，身體下壓的幅度會受到該平面限制。若是改置於較高的物體上，則胸肌就不會受地板阻隔，而有較大的下壓幅度。雙腳位置可低於雙手，或放在床鋪、書桌、椅子等物上而與雙手同高或較高。我個人並不推薦伸展式伏地挺身。一邊抵抗阻力一邊伸展肌肉是相當痛苦的一件事，運動後額外的痠痛則純粹來自於肌肉組織的微創傷，無助於肌肉的增長發達，也就是不會讓你的肌肉或力量變大。如果你想自虐讓胸肌灼痛，做伸展式伏地挺身就對了。但若你想鍛鍊上身整體的肌肉及力量，那就好好走完十式，別理會伸展式吧！

折刀式伏地挺身

　　腳尖著地，手掌向前平貼地面，臀部翹高，身體彎曲略呈直角。（因為看起來像一把展開中的口袋折刀，故名為折刀式。）雙手略與肩同寬，膝蓋微彎，保持軀幹伸直並盡量不受臀部角度影響。手臂及肩膀下壓，直到下巴輕觸雙手間的地面。繼續往前撐，讓下巴以弧形上推，同時髖部下降觸地。完結動作應該是雙臂雙腳打直，肩高臀低。保持雙臂伸直，臀部向後推，用力撐回準備動作，再重複以上步驟。與一般伏地挺身相比，本式對於上身肌群的鍛鍊較少，但其彎曲、伸直的動作對於訓練強壯而柔軟的髖部則大有幫助。因此，武術專家及摔跤選手都很流行練習本式。本式又可稱為「貓式伏地挺身」，在印度語中則叫做「dand」。

俯衝式伏地挺身

　　本式在1970年代曾盛行於美國海軍陸戰隊，其動作與「折刀式伏地挺身」雷同，差別在於推回準備動作時，手臂有彎曲的動作，而折刀式在臀部下降時彎曲手臂，但撐回準備動作時則是挺直手臂。兩次的彎曲動作可以增加上臂的運動，但同時則減少柔軟度的鍛鍊。

對角式伏地挺身

　　本式準備動作同「折刀式伏地挺身」的彎折姿勢，腰部彎曲，臀部翹高，手腳打直。雙腿併攏則可提高動作難度。接下來，手臂及肩膀下壓，但保持身體直角彎曲的姿勢，不要像折刀式或俯衝式那樣讓臀部下降。持續下壓直到額頭前端輕觸地面，再用力推回。在完成每組次數前，身體必須始終保持相同的角度。若要降低難度，可將雙腳腳踝掛在牆上。相較於傳統的伏地挺身，本式更能鍛鍊到肩部。雖然本式也算頗為有趣，但就跟「下斜伏地挺身」一樣，對肩部的訓練效果遠不如「倒立伏地挺身」來得好。

棒式

　　棒式其實並非伏地挺身，而是一種靜態的力量展示，其歷史悠久，且深受第二個黃金時代的大力士們所喜愛。早期人們偏好這項運動不是沒有原因的，完成棒式需要用到幾乎全身上下的每一塊肌肉，還須具備相當的平衡及協調能力。除此之外，更可以在派對聚會上拿出來大秀特秀一番。首先，雙手平貼地面，與肩同寬，雙臂彎曲，雙肘夾緊身體向前傾，直到雙腳離開地面，雙腿保持固定不動。由於其背部及雙腿必須保持僵直有如棍棒，故名為「棒式」。這個姿勢很難憑空想像，因此我在此附了一張照片作為參考。本式並不好操作，秘訣在於展現毅力、透過十式培養基本力量。持之以恆，我保證你也可以做到。棒式曾在加拿大籍的大力士之間大受歡迎，因此也以其法文名稱「planche」廣為人知。在英語系國家，棒式有時則被稱為「掛肘水平懸垂」，屬於體操動作的一種。

上斜虎式屈撐

很多健美人士入獄後，常常會做這項運動來維持手臂粗壯。雖然這是一種自身體重訓練，但因為主要鍛鍊的是肱三頭肌而非胸肌或肩部，所以其實不像伏地挺身，反而更像「槓鈴肱三頭肌伸展」。身體向前傾斜45度角，抓緊前方的固定物。在獄中通常會利用洗手槽，在家裡則可使用廚房流理台，甚至伸手與胸同高、平貼牆壁也行。保持手肘向下，利用肘關節而非肩部彎曲使身體下壓，持續往前直到上臂碰到身體，再用力推回。進行高次數的練習，絕對會讓你的肱三頭肌痛不欲生。

馬爾他伏地挺身

馬爾他伏地挺身看起來跟「標準伏地挺身」有點像，但雙手擺放在與髖部齊平的位置，離身體頗有一段距離。以此姿勢，沿著身體畫一直線，再畫一直線連接兩隻手掌，這兩條線幾乎就成了馬爾他十字，因次被稱為「馬爾他伏地挺身」。這種怪異的伏地挺身變式常見於體操選手，主要是在模擬吊環的練習。除非是專家，否則一般人很難完成其動作要求。馬爾他伏地挺身可同時鍛鍊肱二頭肌及肱三頭肌，但手肘內側需要相當的技巧，因此除非你是體操選手，不然還是忘了馬爾他吧！

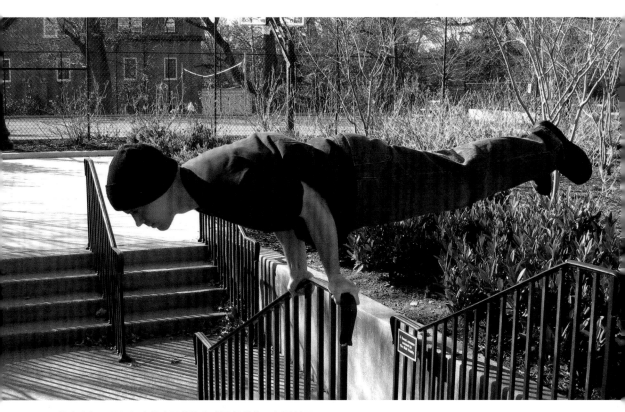

棒式大師不需要很大的空間就能完成這個動作。如圖所示，
該名專家在欄杆上撐起自己保持平衡姿勢。

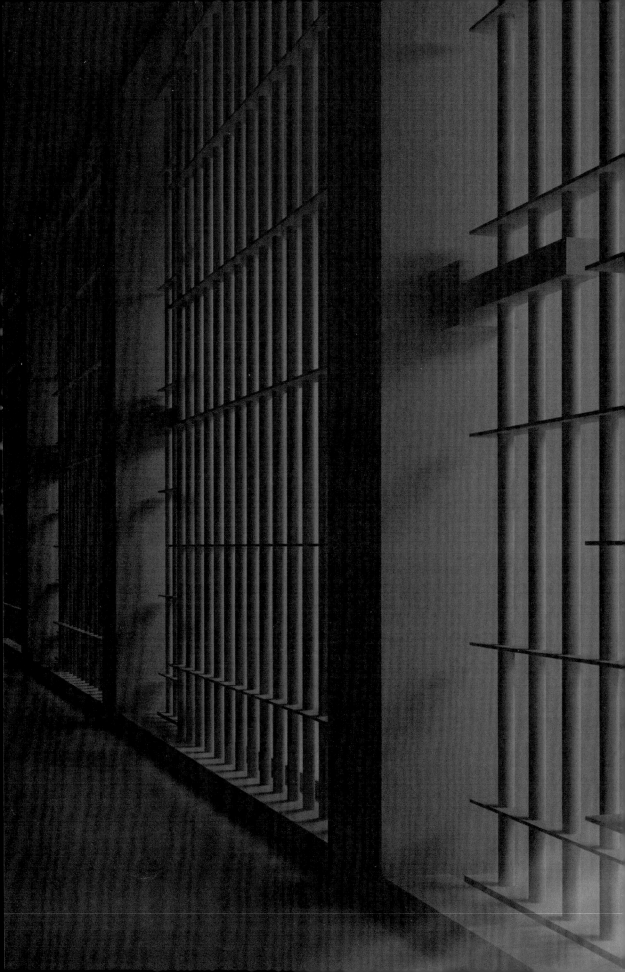

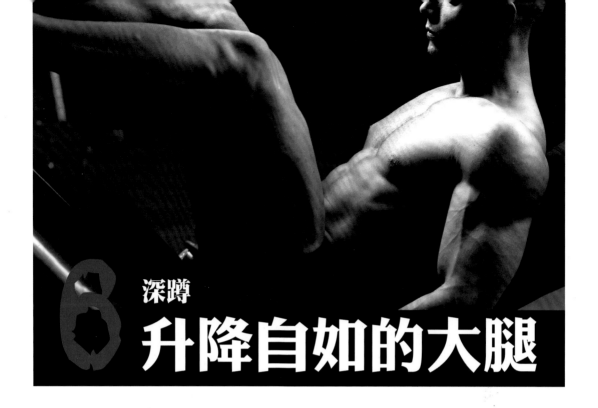

6 深蹲
升降自如的大腿

　　說到力量，一般人想到的都是上半身，寬闊的肩膀、厚實的胸膛以及粗壯的手臂，這些普遍被視為是高大強壯的象徵，至於雙腿就沒什麼人在意了。隨便請人秀一下肌肉，他八成會捲起袖子，用力擠出小老鼠來，連小孩子也不例外。要秀肌肉，應該沒有人會脫下褲子蹲給你看。

　　一般健身會員的訓練方式恰好反映出這種心態。到世界上任何一家健身房走走，去重訓區仔細看看，你會發現大家都在肩、胸、手等部位上猛下功夫，年輕人大排長龍做臥推，爭先恐後搶屈臂彎舉組或滑輪下壓機，只為了練出雄偉的肱三頭肌。全世界的健身房裡大概有九成的運動都是針對上半身，而我估計其中將近一半是強調手臂。至於會到一般健身房裡認真鍛鍊腿部的，可能只有小貓兩三隻。

　　我在聖昆丁州立監獄認識的一位獄友曾在入獄前會固定上加州威尼斯海灘（又稱為「肌肉海灘」）的金牌健身俱樂部，那裡是世界上數一數二熱門的健身中心，大概擁有為數最多的健美、健身人士。他曾告訴我深蹲架就擺在健身中心的後面，但是儘管他常年健身，卻從未看過有人排隊使用過。事實上，一天之中絕大多數的時間根本就是門可羅雀。如果連世界知名的金牌健身俱樂部都這樣，那各地大大小小的健身房又作何光景呢？

力量之源

事實上，這樣的心態實在是本末倒置，畢竟真正的力量是奠基於髖部及腿部，而非上身與手臂。除非吊掛在半空中，或是雙腿懸空坐著，否則上肢所有的動作都是憑藉來自雙腿的力量。儘管上身的力量對許多動作來說確實很重要，但若這樣的力量並非依靠強大的下盤，那就徒勞無功了。

真正在鍛鍊力量的人都明白這件事情，至於那些週末打魚，平日晒網或只想在海灘上展現身材的健身會員就不懂了。大塊的肱二頭肌或線條分明的胸肌或許令人感到賞心悅目，但在充分發揮潛力上就甚少貢獻。例如：奧運舉重的經典項目「挺舉」，大概就是全身力量運用的極致。儘管選手須將槓鈴高舉過頭，但其中的力量其實大多來自「大腿」，而非手臂，畢竟槓鈴對雙手來說實在太重了。下次電視轉播時，你仔細看看就能明白。選手先是將槓鈴提至肩上，微微下蹲後再利用腿部力量撐起站直，接著再度彎曲雙腿，以深蹲的姿勢發力，伸直兩臂，最後藉由雙腿力量完成上挺動作。在整個挺舉的過程中，上身及手臂其實是次要的。那些舉重選手通常擁有粗壯的大腿，因為他們深知腿部力量的重要性，所以花大部分的時間練習深蹲，而非其他運動。

至於當今負重最重的運動則大概是「硬舉」，選手必須將槓鈴從地上提起至髖部。目前的世界紀錄保持人是知名的健力選手安迪・博爾頓，他能夠在正規條件下提起大約456公斤的重量，足足將近半公噸！雖然這項運動用到幾乎全身每一塊肌肉，但大腿及髖部扮演的則是舉足輕重的角色，尤其是臀肌（髖部周圍）、膕繩肌（髖部及膝蓋後側）以及股四頭肌（髖部及膝蓋前側）。即使是單純的上身運動，例如臥推，雙腿也在其中扮演提供力量的發動機。看看殘障奧運中那些坐在輪椅上的健力選手，雖然他們也是虎背熊腰，但臥推的重量卻遠不及一般奧運選手，關鍵就在於他們無法透過雙腿增強力量。由此可見，真正的力量無疑是來自於下盤，而非上身。

以上舉例多屬負重運動，但過度強調上身力量的情形在其他運動項目也比比皆是。不幸的是，很多人只有在腿部受傷後才明白下盤力量與穩定的重要性。如此不見棺材不掉淚，面對膝蓋損傷、大腿後肌腱撕裂時，也只能欲哭無淚了。試試看帶著腿傷進行「上身運動」，例如摔角、拳擊、推擠或拉扯，你會發現你幾乎無法動作，更別說下盤運動，例如跑、跳、踢等等了。大部分的運動皆以下盤為基礎，因此大腿力量的重要性不言而喻。相較之下，上半身則顯得微乎其微。

田賽場上流行著這麼一句話：腿在人在，腿老人衰。一般來說，上了年紀的運動員最先喪失的就是腿部的爆發力。好消息是，我們可以延緩下盤力量的消逝，甚至予以逆轉，但上半身的訓練並無助於此，你所需要的是如何鍛鍊雙腿，而本章將一一說明。

現代訓練對腿部之戕害

腿部運動種類繁多，其中不少是將大腿不同的肌群分開來個別鍛鍊，例如雙腿伸屈、扭捏深蹲單練股四頭肌、臥式屈腿單練股二頭肌、俯身挺背則單練臀肌。除此之外，還有更多器材與纜機練習是針對特定腿部肌肉或肌群做訓練的。

對現代的健身人士來說，這些過量的訓練技巧帶來的非但不是佳音，反而大多是噩耗。原因無他，正是由於許多新式腿部運動的設計乃針對不同肌群單獨訓練，這種方式對想要針對下盤特定部位做加強的進階健美人士或許有用，但對整體的肌肉及力量發展則幾乎毫無助益，因為人體腿部肌肉早已進化為一個協調合作的「整體系統」，而非單打獨鬥的個別部分。事實上，目前使用多種針對特定肌群單獨訓練的方式甚至可能「削弱」身體力量、降低運動能力，因其戕害腿部肌肉的本能反應，使其無法以正常的方式協調運作。

想要鍛鍊真正強而有力的雙腿，最好的方式就是透過最少的運動，但前提是那些運動必須盡可能涵蓋所有的腿部肌肉。理想狀況當然是僅需單一運動，只要那個運動能充分活絡下盤所有的肌群即可。

這種運動確實存在，而且自古就為運動員所熟知。而由於其對世界各地身體文化的影響深遠，該運動擁有數個名稱。在英語系國家，它被稱為「深蹲」或「屈膝深蹲」；在印度這個以徒手深蹲為身體文化基礎的國家，則被稱為「baithak」。

深蹲鍛鍊的肌群

有些人對於單一運動能鍛鍊整個下盤的概念存疑，但就深蹲而言，其效果絕對是無庸置疑的。

那麼，究竟深蹲包括那些動作呢？所謂「深蹲」，基本上指的是彎曲下盤三組重要的關節，包括髖關節、膝關節以及踝關節，使身體下壓。許多作家在談深蹲時只強調屈膝，而深蹲有時也確實被稱為「屈膝蹲」或「屈膝深蹲」，但事實上，你必須同時彎曲這三個部位的關節，才能獨自蹲下。如果你試圖單靠屈膝，而不移動腳踝、前傾髖部，你絕對會向後跌倒。不同時利用這三個關節來完成深蹲是不可能的，而這三個下盤的主要關節已經發展出合作無間的運作方式。

髖關節的彎曲主要靠強而有力的臀大肌、偏上方的臀小肌以及外側的臀中肌牽引，而其他為數不少的小肌群，例如闊筋膜張肌以及梨狀肌，也參與其中。髖帶的情形正是所謂的「環環相扣」，是以儘管其它這些臀肌比較小，但其力量卻為健康有力的髖部所

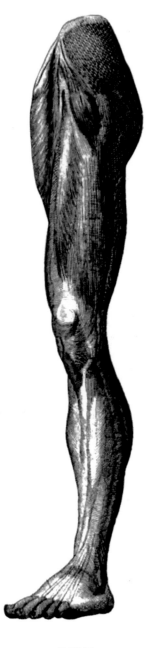

不可或缺。而深蹲時前傾的動作，使得脊椎以及腰部的肌肉也受到鍛鍊，尤其是後者。深蹲會對內臟造成壓力，因此，像條束腹包覆著這些臟器的腹橫肌以及腹肌，也都會變得更有力。

　　屈膝的動作能充分鍛鍊大腿前側的「股四頭肌」，顧名思義，即由四個頭所組成：股外側肌（大腿外側寬廣的肌肉）、股中間肌（大腿中間深層的肌肉）、股直肌（大腿前側細部的肌肉）、股內側肌（膝蓋旁成淚珠狀的肌肉）。在伸展膝關節時，這四個頭分別扮演些微不同的角色，並根據不同的動作決定由誰擔綱主角，例如等長收縮運動主要由股內側肌負責，幅度較小的動作則是交給股外側肌。不過，標準深蹲能夠同時鍛鍊到這四塊肌肉，因此健美界都曉得：鍛鍊股四頭肌最棒的運動非無與倫比的深蹲莫屬。

　　深蹲還可同時鍛鍊大腿後側的「膕繩肌」，包括半腱肌、半膜肌以及股二頭肌，此一事實在現代可說是鮮為人知，因此很多人往往利用專門的臥式屈腿訓練機來鍛鍊膕繩肌，殊不知是大錯特錯。從生物力學的角度來看，臥式屈腿的動作讓膕繩肌處在相當不利於力量運用的姿勢，是以對肌肉生長或鍛鍊力量都沒什麼幫助。因為早期的大力士及體育專家都知道深蹲能夠鍛鍊整個大腿，包括股四頭肌及膕繩肌，所以針對腿部的訓練他們就只做深蹲，結果連全身都跟著強壯起來。如果你不相信深蹲能鍛鍊膕繩肌，可以自己實驗看看。一邊做深蹲，一邊緊緊抓住大腿後側，你會感覺到肌肉的強力收縮。理論上，膕繩肌是股四頭肌的拮抗肌群，位在同一條腿前後的兩者本不應該在身體動作時同時收縮，但實際上卻會，而且力道非常強勁。人體運動學家稱這種現象為「倫巴德悖論」。

　　「股骨」（大腿骨）是人體最長、最強壯的骨頭。在做深蹲時，股骨底部會隨著身體下降的動作而牽引與其相連於膝關節的脛骨及腓骨一併往前，踝關節也因此隨之彎曲，伸展小腿及跟腱，收縮並強化脛前肌。而當身體向上時，踝關節則回到正常位置。這些看似不起眼的小動作，卻扎實的鍛鍊到腿下部的每一寸肌肉，不只小腿（平坦的比目魚肌及菱形的腓腸肌），還包括踝部的微小肌肉與肌腱，甚至是足部的肌肉也必須出力，以保持全身在深蹲時的平衡及穩定。很多健美人士甚至並不針對小腿做訓練，因為深蹲就已經足夠保持其粗壯。

深蹲的動作能夠強而有效的鍛鍊以上所有甚至更多的肌群，而且是透過協同、真實的方式達成，也就是說，深蹲能夠讓不同肌肉自然和諧的協調運作。看看下列基本動作背後的人體運動學：

- 跑
- 跳
- 支撐自己
- 坐下

- 站起
- 踩踏
- 強推（例如推車）
- 強拉（例如類似拔河的動作）

你會發現這些動作跟深蹲一樣都需要腿部及髖部的彎曲配合。就是因為腿下部所有的肌肉都能夠如此協調運作，才能提供給下盤甚至是全身充沛的力量。

槓鈴掰掰

不好意思，上一節末段弄得像在上解剖課一樣。不過我的目的是要舉出充分的例子來證明深蹲真的是最好的下盤運動，幾乎整個下半身的肌肉都可以鍛鍊到。不管你明不明白，都希望你至少知道深蹲真的很讚。

我還沒完全說明的是：為什麼徒手深蹲比槓鈴深蹲還要好？畢竟兩者的動作相同，不是嗎？表面上看，槓鈴深蹲甚至更好，因為練習者可以隨著力量變強而逐漸增加槓鈴的重量。

如果你有從頭認真讀到現在，那你大概猜得出我對這件事情的看法。槓鈴深蹲算什麼？徒手深蹲才是王道啊！

槓鈴深蹲以及模擬槓鈴深蹲的運動器材都大有問題。最大的問題在於雙腿擁有人體最大、最強壯的肌肉，也就是說想要鍛鍊這些肌肉的話，需要較重的重量。因為下半身的肌肉整天支撐著身體，所以能夠很快適應訓練。因此，訓練的重量就會越來越重。最後，長期練習深蹲者免不了要使用超級重的重量，以求持續進步。超過500磅（約227公斤）的槓鈴在深蹲大師群中比比皆是，這還是指沒有服用禁藥的一般人。當你做槓鈴深蹲時，必須將沉重的槓鈴擺放在上背部。（有些人會把槓鈴放在上胸，但這樣的動作很怪異，而且可能造成上半身受傷，因此必須減輕重量。）而將槓鈴擺放在上背部，等於加重了脊椎所承受的垂直力道，壓迫到脊椎骨、椎間盤，可能導致腰痛、肌肉拉傷、坐骨神經痛或椎間盤突出。將重量擺放在脊椎頂端附近，會促使身體在訓練中不正常的往前傾，導致下背部肌肉拉傷。同時也可能使兩膝靠近，增加膝關節所需承受之剪力。而從生物力學的角度來看，較長的腿骨在執行許多動作上明顯屈居劣勢，使得這些問題在高個子身上會更加嚴重。

也就是說你身高越高，越容易遇到上述情形。因此，所有厲害的槓鈴深蹲專家都不高，其實這並非巧合。

　　徒手深蹲不依靠外在的重量，因此背部、肩部不必辛苦負重，身體也免於被迫以不自然的姿勢壓迫脊椎與關節。經由「囚徒健身」，練習者將循序熟練一系列難度越來越高的腿部運動，直到最高境界：標準單腿深蹲。

　　熟練單腿深蹲的好處不勝枚舉。首先，最明顯的好處就是「力量」。如果一個體重90公斤的人學會用單腳做深蹲，結果相當於揹著90公斤做雙腿深蹲。槓鈴深蹲只鍛鍊到髖部後側的肌肉，但單腿深蹲因為另一隻腿舉起懸空的關係（見95頁右圖），所以可同時鍛鍊髖部前側與周圍的肌肉。如此一來，既可確保肌肉的均衡發展，又可預防經常困擾槓鈴深蹲者的髖部問題。另一個主要的好處則是「平衡」。幾乎沒有人必須在一天之中以單腳站立，因此很少有人瞭解這個動作需要多少身體平衡能力。深蹲的過程上上下下、氣喘吁吁，會是一項強度很高的協調運動。單腿深蹲也比雙腿槓鈴深蹲更實用，因為在許多自然的狀況下，動作往往偏重在單腳上，例如踢腿、跳上某物、爬山等等。徒手深蹲比負重深蹲來得自然，表示身體在訓練過程中的休息時間可以復原得比較快。更驚人但千真萬確的是，因為雙腿在過程中分別進行截然不同的動作，所以單腿深蹲甚至能促進身心協調與專注力。單腿深蹲毫無懸念地完勝槓鈴深蹲，輕鬆寫意。

深蹲熟慮

　　討論如何進行深蹲的書籍有百百本，而我深信在整個運動生涯中，你都必須持續練習深蹲，畢竟這實在是眾多運動中少數真正的無價之寶。因此，人人都必須時時知道自己的深蹲能力與狀況，畢竟大家都想永保安康，對吧？而你的個人技巧也會不斷與時俱進。我在接下來幾頁以及各式「深入解說」的部分將提示一些要點，一些能在訓練過程中幫助你的觀念，而非死板的教條。有時候，買魚吃不如學會釣魚，而深蹲正是如此。閱讀、試驗、雕琢、熟練。下列觀念不論你認同與否，試試看就對了。開始深蹲吧！

- 不同幅度的深蹲鍛鍊不同部位的肌肉。全蹲——也就是標準深蹲——能夠均勻鍛鍊所有的肌肉，因此你應該以此為目標。十式中部分只有半蹲，目的是讓你逐步鍛鍊出全蹲的能力。半蹲動作必須隨時與全蹲動作合併練習。

- 何謂「全蹲」呢？全蹲意指蹲下直到大腿後肌擠壓到小腿且無法繼續下降，接著靠大腿與膝蓋的力量撐起回到雙腿完全直立的姿勢。動作必須完全符合以上敘述才算是全蹲。

- 有些人認為蹲下到底對膝蓋有害，但其實並非如此。只有在膝蓋有傷的情況下，深蹲才可能對膝蓋有害，而且深蹲甚至能緩解該傷。

若是練習不足，則蹲低的動作可能扭傷髕（膝蓋骨）腱，但你若能仔細按部就班一式一式地練習，絕對可以鍛鍊出能夠深蹲的膝蓋。別擔心！

● 同樣的，很多健美人士不贊同深蹲起立後必須伸直雙腿的概念。他們認為這等於是讓大腿肌肉偷懶，剝奪其鍛鍊的機會。深蹲起立後伸直雙腿的動作的確能暫時移除肌肉所受的壓力，但只要那樣短暫的休息能夠讓下一組的動作更有力，何樂而不為呢？深蹲過程中記得把雙腿伸直吧！

● 方向相反的兩個動作必須力道一致。不要只是猛然蹲下，記得要控制肌肉慢慢蹲下。

● 屈膝前傾，但是別過了頭，否則將忽略大腿而對髖部造成過大壓力。微向前傾有其必要，但不要養成向前「鞠躬」的習慣。

● 在深蹲的蹲姿，你幾乎是「坐」在自己的小腿上。有時候把「蹲下」想像成「坐下」反而能讓動作更加自然，因其有助骨盆位置的矯正，誇張的講法就是「屁股要翹」。

● 深蹲的蹲姿是連續動作中最難控制的部分。幾乎所有運動下壓的部分都是最困難的，而深蹲更是如此。就算真的很難，尤其是單腿深蹲，也千萬不可快降快升地「蹲跳」，否則可能會對膝蓋軟骨造成永久傷害。相反的，務必小心翼翼地熟練前幾式，以逐漸鍛鍊出所需的肌腱強度。

● 就如囚勁六式其他五式一樣，我也建議深蹲的蹲姿必須停頓 1 秒鐘，藉此排除蹲跳的危險。

● 蹲姿停頓是個好習慣，但不是萬靈丹。就算有停頓，也還是有作弊的空間。有些人會藉由向前搖晃來協助脫離蹲姿，這個動作帶來的動量的確能讓起立的前幾公分稍微容易些，但卻可能造成膝蓋不必要的壓力。保持蹲坐姿勢，只用腿的力量推起。若你辦不到，那表示所需的力量不足。這時就得回到較簡單的前幾式再多加鍛鍊了。

● 有些人在做深蹲時會抬起腳根，因此嘗試在腳跟下墊木板或木塊來輔助，但這其實是個壞習慣。需要抬腳跟與缺乏平衡或身體結構無關，而是腳踝不靈活、跟腱彈性差所致。如果韌帶及肌腱太過僵硬，腳踝在深蹲時即無法有效彎曲，腳跟便會不自主地抬起。不要在腳跟下墊東西，而是應該伸展小腿直到你能不靠輔助完成深蹲。

● 如前所述，深蹲能夠鍛鍊到很多部位，包括全身最大的肌群。這本是一大利多，但缺點就是勞神費力，導致其漸漸失寵，而衍生出許

多替代運動。咬緊牙關，堅定不移。幾個月後身心漸漸適應訓練的辛苦，就會覺得越來越輕鬆，說不定你還會愛上深蹲呢！

- 在做深蹲時，我習慣將雙手向前伸直，藉此調整重心，幫助保持蹲姿的平衡，避免身體向後跌倒，尤其是高個子更應如此。有些人在練徒手深蹲時習慣把手放在髖部、肩膀，或叉手抱胸。你可以根據各式不同的運動來嘗試找出你覺得最棒的姿勢。

- 很多人因為擔心膝傷惡化而畏懼深蹲，但事實上，結果卻是恰好相反。在做標準深蹲時，血液循環以及動作幅度的增加能夠幫助移除堆積的廢物、伸展既有的疤痕組織並減輕疼痛。膝蓋以及周圍的肌肉、肌腱都將強化且更有彈性，降低未來再次受傷的風險。

- 最常見的膝蓋傷害就屬「前十字韌帶斷裂」。前十字韌帶牢固地連結膝關節，在足部平貼地面而膝蓋猛然扭曲時，特別容易完全或部分斷裂。前十字韌帶傷害好發於美式足球員、足球員、摔跤選手以及武術專家身上，其實應該說所有競技或有身體接觸的運動項目都避免不了。膝蓋結構相當精細複雜，前十字韌帶斷裂時，有時也會造成膝蓋軟骨（半月板）破裂。如果沒有動手術重建韌帶，受傷的膝關節將會相當不穩固而容易脫臼，有時即使動過手術也依然如此。而深蹲非但不會使前十字韌帶斷裂的傷勢惡化，反而是有所幫助的。膝蓋在深蹲的動作中是相當有力的，只要足部的位置正確，膝關節幾乎就不會不穩或脫臼。深蹲能夠強化股四頭肌，而股四頭肌則可代替前十字韌帶在活動時固定關節。如果傷後做深蹲時感到疼痛，或者膝關節僵直，通常是由於軟骨破裂所致，此時需要的就不是運動，而是透過手術移除破裂的軟骨。這只是個微創手術，當天就能出院。如果你有這個問題的話，就別再為傷所困，快去動手術吧！

訓練筆記

STEP 1 肩立深蹲

分解動作	臥躺在地，膝蓋自然彎曲。雙手輔助雙腳蹬離地面，直到向上伸直懸空。完成以上動作後，上臂緊貼地面，雙手置於下背部予以支撐。如此以肩膀、上背以及上臂後側支撐身體，即為肩立姿。切記務必隨時利用上述部位來支撐身體，千萬不要壓迫頸部。身體則保持直立，髖關節亦不彎曲。此為準備動作（左圖）。軀幹盡量保持直立，髖關節及膝關節彎曲，直到膝蓋輕觸額頭，此為結束動作（右圖）。雙腳直接向上伸直，直到身體回到準備動作。繼續重複相同步驟。
深入解說	「肩立深蹲」對深蹲初學者來說是項絕佳的入門練習。因為身體上下顛倒的關係，所以膝蓋以及下背幾乎毋須承受重量。因此「肩立深蹲」對背部或膝部傷者或術後病患來說是個理想的復健運動，畢竟腿部活動能力對各項運動都至關重要。從力量上來說，肩立深蹲對上身的要求其實比下盤要來得高。好處則是可以放鬆緊繃的關節、增加活動的幅度，幫助初學者打下重要的基礎。
訓練目標	● **初級**：1組，每組10下。 ● **中級**：2組，每組25下。 ● **高級**：3組，每組50下。
精益求精	並非所有人一開始嘗試時就能讓膝蓋碰到額頭。試著慢慢增加膝蓋向下的幅度，關節很快就會隨之鬆開。本式對於腹部擋道的大腹翁或大腹婆可能有些挑戰，建議利用空腹時練習會容易些，直到甩肉成功為止。

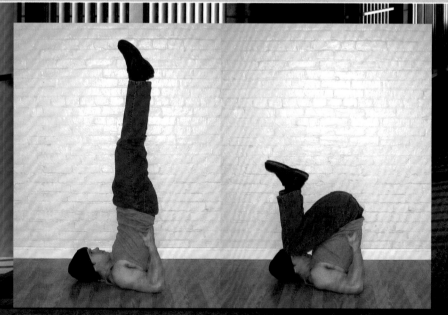

上臂緊貼地面，雙手置於下背部予以支撐。　　軀幹盡量保持直立，髖關節及膝關節彎曲，直到膝蓋輕觸額頭。

分解動作	找一個與膝蓋或至少與脛骨上緣同高的堅固支撐物，例如小茶几、椅子或臥舖等都是不錯的選擇。站在該物前方，雙腳打開與肩同寬或略寬並保持直立，彎腰直到手掌與支撐物接觸。雙腳稍稍向前移動，減輕雙手負重，上半身與地面盡量保持平行，此為準備動作（左圖）。接著，彎曲膝關節、髖關節以及手臂，使身體下蹲直到大腿後肌碰到小腿並且無法繼續前進，此為結束動作（右圖）。手腳同時出力，將身體推回準備動作。過程中記得腳跟都不要抬起。
深入解說	「屈體深蹲」上半身向前彎曲的姿勢使其部分重量移往手臂，而非完全由雙腳承受。本式的困難度大概是第五式「標準深蹲」的一半，能有效強化下盤肌肉與肌腱，為往後幾式奠定基礎。只要動作標準，「屈體深蹲」還能訓練平衡感及跟腱柔軟度，這些都是要熟練「標準深蹲」的蹲姿所不可或缺的能力。
訓練目標	● 初級：1組，每組10下。 ● 中級：2組，每組20下。 ● 高級：3組，每組40下。
精益求精	本式最困難的部分在於結束動作的蹲姿，因身體大部分的重量皆落在下肢上。若是有困難，則可慢慢增加下蹲幅度，每次多幾公分直到能完全蹲到底。另一個方法是靠手臂力量來減輕雙腳負擔，並輔助身體從蹲姿起立。隨著雙腿漸漸強化，再慢慢減少手臂的輔助。

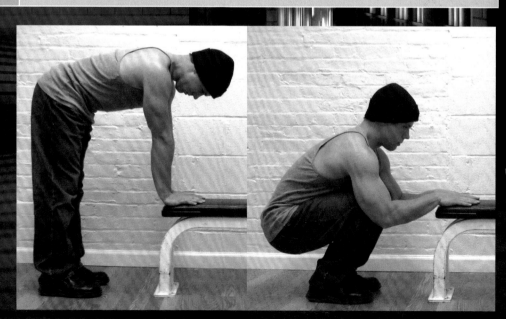

雙腳稍稍向前移動，減輕雙手負重，上半身與地面盡量保持平行。

彎曲膝關節、髖關節以及手臂，使身體下蹲直到大腿後肌碰到小腿並且無法繼續前進。

STEP 3 扶手深蹲

分解動作	身體站直，雙腳與肩同寬或略寬，兩臂往前下斜伸直，扶握比大腿略高之堅固支撐物，例如書桌、椅背或洗臉盆，此為準備動作（左圖）。背部盡量保持直立，髖關節及膝關節彎曲使身體緩緩蹲下，直到大腿後肌碰到小腿並且無法繼續前進，此為結束動作（右圖）。停頓 1 秒鐘，再以腿力為主將身體推回站姿。若要減輕雙腿負重，尤其是在蹲姿時，可以用手下壓支撐物，藉此透過手臂輕拉幫助起立。過程中雙臂盡量打直，腳跟保持平貼地面。
深入解說	「扶手深蹲」是初學者進階到「坐式深蹲」的前一式，是連結「屈體深蹲」與「坐式深蹲」的理想橋樑，前者以雙腿為主要的負重部位，後者則幾乎完全靠雙腿負重。扶手深蹲持續強化下肢的柔軟度以及力量，鍛鍊膝關節的肌腱、韌帶以及軟組織，是改善體能的絕佳方法，尤其是從蹲姿站起，靠本身力量而非物理動量的能力。
訓練目標	● 初級：1 組，每組10下。 ● 中級：2 組，每組15下。 ● 高級：3 組，每組30下。
精益求精	本式腿部力量的調整方式相當容易，只要上半身多用力，就能減輕下盤的負擔。一旦慢慢適應蹲姿後，就可以逐漸減少手臂輔助起立的力量。

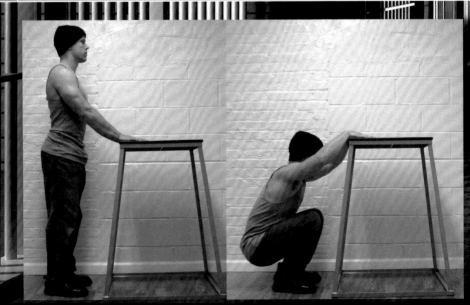

兩臂往前下斜伸直，扶握比大腿略高之堅固支撐物。　　背部盡量保持直立，髖關節及膝關節彎曲使身體緩緩蹲下。

STEP 4　坐式深蹲

分解動作	身體站直，雙腳張開與肩同寬或略寬，腳尖略朝向外側，避免雙腳平行。雙手擺放於髖部、胸前或肩膀，選擇自己覺得輕鬆的姿勢即可，此為準備動作（左圖）。髖關節及膝關節彎曲，往下蹲直到膝關節呈直角或大腿與地面平行，此為結束動作（右圖）。頭幾次你可以照鏡子或請朋友幫你確認，直到身體習慣正確的下蹲幅度。不要貪圖速成，也不要嘗試蹲跳。蹲姿記得停頓1秒鐘後再靠肌力回到準備動作。背部皆保持直挺，腳跟則平貼地面。膝蓋應與腳尖保持相同方向，勿使膝蓋在深蹲時內縮，可藉由腳尖向外分開確認。
深入解說	「坐式深蹲」是深蹲系列中不依靠輔助，完全靠自己徒手控制自身體重的第一式，相當不容易。本式將教你面對地心引力所需的平衡以及姿勢，是學會往後更難的幾式所不可或缺的能力。你也將摸索出膝蓋與腳掌的最佳位置，以符合自己獨特的體型。與後幾式相較，本式站姿的大腿相對有力，因此不同標準的每組次數相差甚大。隨著動作的熟練，髖部以及大腿內側的肌肉將鍛鍊得格外有力。
訓練目標	● 初級：1組，每組8下。 ● 中級：2組，每組35下。 ● 高級：3組，每組50下。
精益求精	若無法依照上述標準完成「坐式深蹲」，可將下降幅度減半，再逐步增加到符合標準為止。

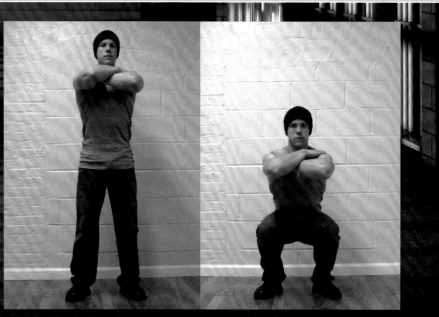

腳尖略朝向外側，避免雙腳平行。　　　　髖關節及膝關節彎曲，往下蹲直到膝關節呈直角。

STEP 5 標準深蹲

分解動作	身體站直，雙腳與肩同寬或略寬。腳尖略朝向外側，雙手置於舒適的地方，此為準備動作（左圖）。髖關節及膝關節彎曲，蹲下時背部保持直挺。當大腿約略與地面平行時，將身體重心後移，彷彿要坐下一般。繼續緩緩蹲下直到大腿後肌碰到小腿，此為結束動作（右圖）。停頓1秒鐘後，再靠腿力將身體推回起立。起立的動作應該要像蹲下的顛倒版，腳跟不要抬起，膝蓋也不要內縮。
深入解說	「標準深蹲」是經典的徒手腿部運動，數千年來在世界各地廣為流傳。其熱門原因不難理解：標準深蹲能夠強化膝蓋，增加大腿每一塊肌肉以及臀肌、脊肌、髖肌的力量及運動能力。下腿部也完全都能鍛鍊到，包括小腿肌、脛前肌、腳踝甚至腳掌的肌肉。標準深蹲幫助腿部活力永駐。
訓練目標	● 初級：1組，每組5下。 ● 中級：2組，每組10下。 ● 高級：3組，每組30下。
精益求精	若你已達到「坐式深蹲」的升級標準，則「標準深蹲」應該就沒有問題。根據槓桿原理，蹲姿為本式最困難的部分，尤其是對股骨（大腿骨）特長的高個子而言。若是無法達到初級標準，可先回到坐式深蹲，再隨著肌肉強化逐步增加蹲下的幅度。切勿操之過急，更不要試圖蹲跳或往前搖晃利用腳趾撐起。練習只用肌力完成動作，否則不練也罷！

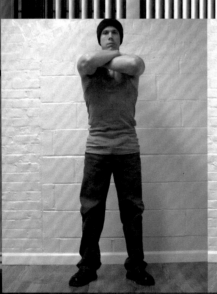

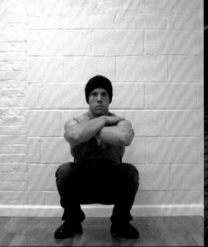

身體站直，雙腳與肩同寬或略寬。　　　　繼續緩緩蹲下直到大腿後肌碰到小腿。

STEP 併腿深蹲

分解動作	身體站直，腳跟併攏靠齊，腳尖微微向外分開。雙手向前伸直於胸前，此為準備動作（左圖）。膝關節及髖關節彎曲，身體蹲下直到大腿後肌碰到小腿且無法繼續前進為止。此時胸部將向大腿方向擠壓（右圖）。脛肌收縮使腳趾翹起，以免身體向後傾倒。最後再以腿部肌力撐起回到準備動作。
深入解說	「併腿深蹲」保有「標準深蹲」的所有好處，並且對股四頭肌的鍛鍊有加強效果。本式能逐步強化膝蓋、脛肌以及臀肌，比任何器材的提臀效果都還要好。
訓練目標	● **初級**：1組，每組5下。 ● **中級**：2組，每組10下。 ● **高級**：3組，每組20下。
精益求精	很多倉促完成前幾式的人在「併腿深蹲」會遇到一些麻煩。最常見的問題就是在蹲姿或蹲下時失去平衡而向後跌倒，尤其是腿長的高個子特別容易如此。起因主要是前脛肌力量不足，加上身體平衡感不佳。若你有此問題，則可回到第三式從頭扎實練起。若還是有困難，則回到「標準深蹲」，以每次幾公分的距離逐步靠攏腳跟。保持雙手向前伸直有助於調整身體重心，手舉啞鈴、書本或水平也可以，但應盡量避免。有些人則是因為體型的關係而有困難，若是如此，則將腳跟分開一個手掌的距離也無妨。

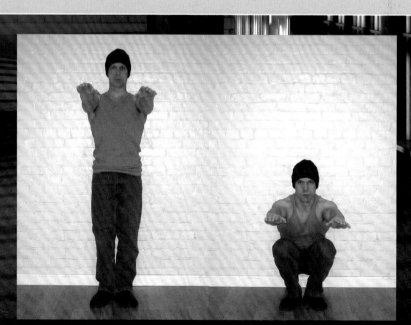

身體站直，腳跟靠攏併齊，腳尖微微　　脛肌收縮使腳趾翹起，以免身體向後傾倒。
向外分開。

STEP 7 偏重深蹲

分解動作	身體直立，單腳平貼地面為軸心，另一腳平穩置於與軸心腳距離一個腳掌遠的籃球上。雙腳與肩同寬或略寬。雙手向前伸直置於胸前，此為準備動作（左圖）。膝關節及髖關節彎曲，蹲下直到軸心腳大腿後肌碰到小腿且無法繼續前進，非軸心腳則無如此肌肉收縮，此為結束動作（右圖）。在練習本式或其他各式深蹲時，身體可能會向後傾，因此必須確保後方有足夠的空間。停頓1秒後再用雙腿撐起回到準備動作。過程中務必使用自身肌力，克制偷懶的動作，例如將腳跟抬起、向前搖晃或上下蹲跳等。
深入解說	「偏重深蹲」是熟練單腿深蹲的關鍵第一步。到目前為止，前六式的深蹲都是左右對稱的，而在本式中，置於籃球上的腳則因抬高控球而無法提供太多力量。無球的軸心腳是重心，提供足夠的力量將身體從蹲姿推起。本式亦可大大促進身體的平衡感及協調性。
訓練目標	● **初級**：左右兩腳各1組，每組5下。 ● **中級**：左右兩腳各2組，每組10下。 ● **高級**：左右兩腳各3組，每組20下。
精益求精	本式對於技巧及力量的要求高於前六式。若是在籃球上保持平衡有困難，可改用固定物體代替，例如三塊紅磚。若還是有困難，可用高度比籃球低的物體，例如一塊紅磚，然後隨著自信心與平衡感建立後，再逐漸增加高度。

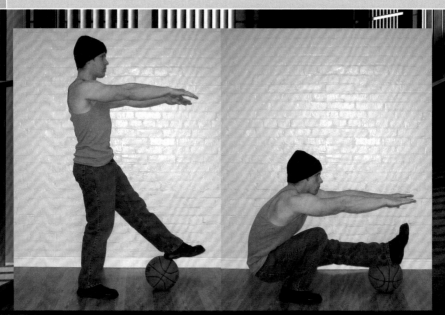

身體直立，單腳平貼地面為軸心，另一腳平穩置於與軸心腳距離一個腳掌遠的籃球上。

膝關節及髖關節彎曲，蹲下直到軸心腳大腿後肌碰到小腿。

分解動作	身體直立，單腳平貼地面為軸心，另一腳抬起懸空於前。懸空的腳大約與軸心腳的大腿同高，並且盡量伸直。雙手向胸前平舉，此為準備動作（左圖）。髖關節及支撐身體的軸心腳膝關節彎曲，蹲下直到膝關節呈直角，即大腿約與地面平行，另一腳仍然保持懸空離地，此為結束動作（右圖）。撐住停頓1秒，再以單腳的力量撐起身體。背部隨時保持直挺，軸心腳腳跟亦須保持平貼地面。
深入解說	本式是深蹲系列中的第一個徒手單腳動作，其要求包含「單腿深蹲」所需的平衡感，故務必熟練。本式同時訓練單腳長時間懸空的能力，需有相當有力的髖屈肌，但大多數男性的髖屈肌並不發達，故實屬不易。因為只靠單腳負重，所以能大大提升腿部力量。但由於蹲下的幅度只有一半，故練習時應佐以其他全幅下蹲的動作，尤其以「併腿深蹲」或「偏重深蹲」為佳。
訓練目標	● **初級**：左右兩腳各1組，每組5下。 ● **中級**：左右兩腳各2組，每組10下。 ● **高級**：左右兩腳各2組，每組20下。
精益求精	對於已達「偏重深蹲」的升級標準者，本式應該不成問題。但若仍發現有些挑戰，則可先減少蹲下的幅度，再隨著練習逐步增加。

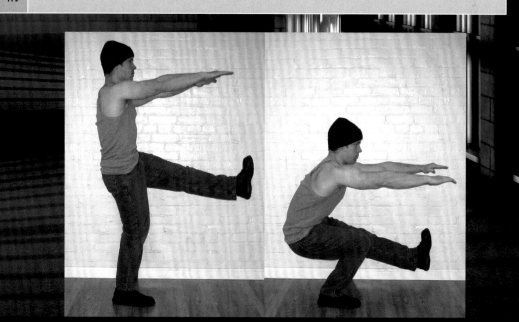

懸空的腳大約與軸心腳的大腿同高。　　　背部隨時保持挺直，軸心腳腳跟亦須保持平貼地面。

STEP 9 單腿輔助深蹲

分解動作	將籃球置於訓練目標腳旁。身體直立，目標腳平貼地面為軸心，另一腳抬起懸空於前，動作如「單腿半蹲」。與懸空的腳同側的手向前平舉，另一手自然下垂於大腿外側（左圖）。髖關節及軸心腳膝關節彎曲，身體下蹲直到大腿後肌碰到小腿且無法繼續前進。手掌穩固置於籃球上，此為結束動作（右圖）。以腿力為主撐起回到站姿，同時將籃球下壓協助站起。腳跟保持平貼地面。
深入解說	各式深蹲中的蹲姿都是最為困難的部分，對「單腿深蹲」而言更是如此。本式藉由手臂協助撐起，以安全的方式助你克服蹲姿，並強化膝關節韌帶與肌腱，建立練習者挑戰終極式「單腿深蹲」的信心，同時迫使髖屈肌更加用力以保持單腳懸空，比「單腿半蹲」更為困難，需要花點時間適應，故須用心練習本式。
訓練目標	● **初級**：左右兩腳各 1 組，每組 5 下。 ● **中級**：左右兩腳各 2 組，每組 10 下。 ● **高級**：左右兩腳各 2 組，每組 20 下。
精益求精	若是無法達到本式的初級標準，則改用比籃球高的支撐物繼續做單邊練習，例如椅座、矮几等都是不錯的選擇。如此一來，可以讓你的手比在用籃球時提供更多的力量。一旦你熟練使用較高的支撐物後，再逐步降低支撐物的高度，直到你能夠再度使用籃球為止。

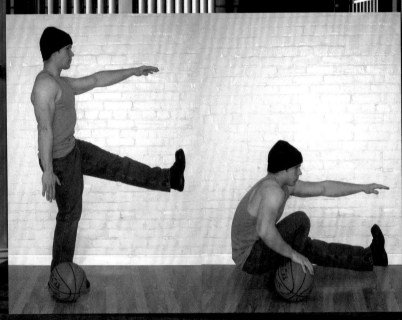

身體直立，單腳平貼地面為軸心，另一　　將籃球下壓協助站起。
腳抬起懸空於前。

單腿深蹲

分解動作	身體直立，一腳抬起懸空約與髖部同高。盡可能保持懸空的腳伸直。只要熟練前幾式，這個動作應該不會有太大的問題。雙手向前伸直，此為準備動作（左圖）。膝關節及支撐腳髖關節彎曲，控制速度，切莫著急。緩緩下降，直到支撐腳大腿後肌碰到小腿且無法繼續前進，此為結束姿勢（右圖）。撐住停頓1秒，再單靠腿部力量撐起推回準備動作，注意排除物理動量的介入。背部保持直挺，抬起的腿保持懸空，腳跟隨時平貼在地。站起停頓1秒後，再重複相同步驟。
深入解說	「單腿深蹲」是深蹲系列的至尊王者，也是貨真價實的終極下盤運動，能夠增加脊椎、髖部、大腿、下背以及雙腳的力量，有效強化體能並大幅改善運動能力，並逐步將鳥仔腳變成擎天柱，讓股四頭肌成百煉鋼、臀肌成硬石、小腿豐滿勻稱。「單腿深蹲」大師的雙腿將永保青春彈力，而且免於各種髖關節與膝關節的傷害。
訓練目標	● **初級**：左右兩腳各1組，每組5下。 ● **中級**：左右兩腳各2組，每組10下。 ● **高級**：左右兩腳各2組，每組50下。
精益求精	若無法達到本式的初級標準，可回到第九式（單腿輔助深蹲）改用比籃球更小的支撐物輔助，例如三塊疊起的紅磚。持續練習並逐步改用更小的支撐物，直到能夠完全不需要輔助即可撐起為止。

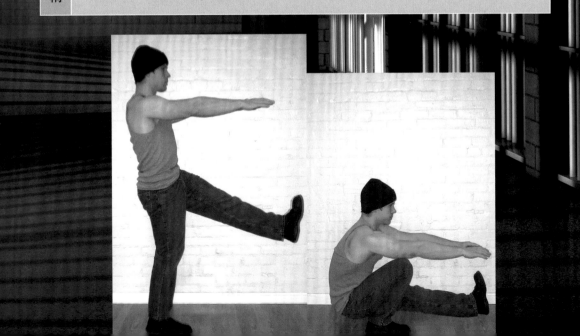

深蹲系列

第1式	肩立深蹲 p86	練到 50 下 ×3 組後 進入第 2 式
第2式	屈體深蹲 p87	練到 40 下 ×3 組後 進入第 3 式
第3式	扶手深蹲 p88	練到 30 下 ×3 組後 進入第 4 式
第4式	坐式深蹲 p89	練到 50 下 ×2 組後 進入第 5 式
第5式	標準深蹲 p90	練到 30 下 ×2 組後 進入第 6 式

升級進度表

第6式	併腿深蹲 p91	練到 20 下 × 2 組後 進入第 7 式
第7式	偏重深蹲 p92	練到 20 下 × 2 組後 進入第 8 式
第8式	單腿半蹲 p93	練到 20 下 × 2 組後 進入第 9 式
第9式	單腿輔助 深蹲 p94	練到 20 下 × 2 組後 進入終極式
終極式	單腿深蹲 p95	直到可以 50 下 × 2 組

超越顛峰

熟練「單腿深蹲」後，可以繼續練習以增加每組的次數。所有的終極式都建議這麼做。能夠做出高次數標準正確的動作，即可確保肌肉健壯與控制力。至於次數要多高，那就見仁見智了。我遇過一天能做好幾組、每組上百下單腿深蹲的囚犯。我自己在刑期中也曾做到三位數過，但又覺得高次數的深蹲太枯燥了而沒有繼續做下去。若是你有心、年輕（不到六十歲）又不胖，那麼兩腳各50下是個驚人但可期的長程目標。一般膨風的健美人士絕對是望塵莫及。

那麼，假設你已經能做出50下標準的單腿深蹲，得到一個讚，然後呢？

用膝蓋想也知道，接下來當然應該想辦法繼續練得更強更壯。健美與健力選手們絕對都是這麼想的，他們成天就是想方設法要增加槓鈴上的槓片或是斜板機械蹲舉、腿部推舉的重量。因為腿部有很大的鍛鍊空間，所以有時這樣的訓練可以持續很久。腿部肌腱天生就很有力，大腿及髖部更含有大量的肌肉細胞，提供給追求更多力量者無限的可能。前健力選手，目前是摔角選手的人體山岳馬克·亨利能夠不靠任何器材輔助蹲舉將近450公斤的重量。不讓男性專美於前，女性也有鍛鍊極度強健腿力的潛能。就上半身的力量而言，少有女性能夠與男性並駕齊驅，但因為她們天生擁有為了生育做準備而特別發達的骨盆及大腿，所以能夠鍛鍊出非凡的腿力。來自美國的蓓卡·史旺森——地球最強的女人——能夠蹲舉超過360公斤的重量，儘管她比亨利整整輕了60公斤。女人擁有強健的雙腿並非什麼新鮮事，早在牛隻匱乏的中古世紀前，春耕的工作即是由農人親自拉犁，由農夫用強壯的上身與手臂控制犁具，農婦則用強壯的雙腿與臀部拉犁耕田。

因此，假設你已經達到專家級的單腿深蹲，我就會告訴你變得更強壯的方法嗎？我就會把鍛鍊腿力的監獄限定密技透漏給你嗎？非也。我推崇力量，但就下盤而言，我認為無止盡地增加阻力的想法是不對的。的確，要增加單腿深蹲時的負重相當容易，傳統的大力士就常常那麼做。舉起一個啞鈴到胸前，或扛一個槓鈴在背上（如右圖）。勃特·阿瑟拉提就是這樣訓練，能夠單腳蹲舉90公斤的重量。美國女子鉛球冠軍康妮·普萊斯－史密斯甚至能夠單腳蹲舉111公斤！

大隻佬看起來很驚人，但事實上他們經常為傷所困。所有認真的健力選手往往飽受膝傷與背傷之苦，大多數人遲早得要動刀，步入老年時更是泰半不良於行，這都是他們為了追求更重的數字而消磨膝關節、脊椎骨所致。

別被「力量就是一切」的觀念給誤導。對獄中的健身人士來說，「功用」才是一切。就腿部而言，「活動力」遠比肌力來得重要。一旦你鍛鍊出做單腿深蹲的力量，

你就已經擁有囚徒的雙腿，而你的關節也會更有運動能力。如果你還沒開始，那麼下一步應該就是學習如何使用你的下盤力量。善用階梯衝刺、跳躍、推車等運動（見「延伸變式」）。這些都將加強原本就很有力的腿的訓練、速度、活力與耐力。在你的腿力訓練過程中，別只是盲目追求一些很大的數字。

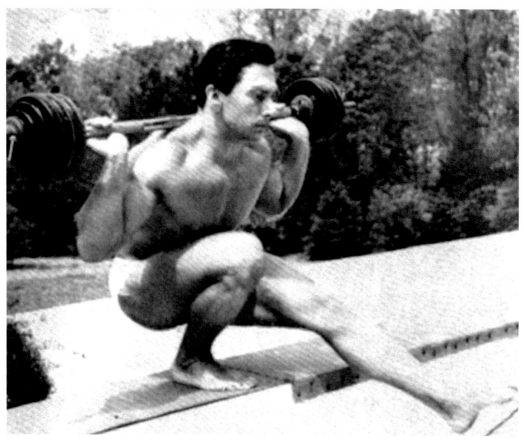

上一個世代的運動員並不畏懼使用複合式的訓練方式。

延伸變式

　　許多人在健身時，特別強調變換不同的腿部姿勢來做深蹲或腿部推舉，以求鍛鍊股四頭肌不同的部位，例如寬步鍛鍊股中間肌、窄步鍛鍊股外側肌、腳尖翹起鍛鍊股內側肌、腳跟抬起鍛鍊股直肌等等。但事實上，股四頭肌的四個頭傾向團隊合作，因此不同站位或腿姿對鍛鍊肌肉的差別其實微乎其微。詭異的站位或角度將膝關節及髖關節置於不自然的姿勢，很快就會對身體造成傷害。因此，在做深蹲時，找到一個你覺得穩固又舒服的姿勢，然後從一而終就對了。就算你想要有些變化，也不要打亂既定的模式，而應嘗試下列幾種截然不同的運動。

弓箭步

　　弓箭步是經典的深蹲替代運動。身體直立，雙腿靠攏，向前跨一大步。背部挺直，兩膝彎曲，直到前腳膝關節呈直角、後腳膝蓋幾乎著地。接著雙腳上推，兩膝伸直。這時候你可以選擇前腳後退回到準備動作再繼續，或是後腳向前腳靠攏，再換腳往前做弓箭步。在牢裡顯然沒有太大的空間，因此囚犯們選擇後退回到準備動作，再換腳往前，如此交替做弓箭步。如果空間足夠，就不需要一直前前後後，而能不斷換腳向前。如果你的雙腿健康，可以此方式進行長距離的鍛鍊。我曾遇過一位深愛弓箭步的跆拳道選手，他在做弓箭步時甚至不以次數計，而是以當地足球場當作參照距離的。

腿舉弓箭步

　　本式為弓箭步的變化，強調單腿的練習。一腳置於與膝同高處，例如臥鋪對我來說就剛剛好，而你也可以試試看樓梯，用不同的階面找出最適合的高度。抬高的腳應該位在面前，膝關節微彎。接著，背部挺直，膝關節與抬腳側的髖關節彎曲，身體下壓直到大腿後肌碰到小腿。這時你的大腿應該靠近胸部。後腳膝關節可微微彎曲以確保身體重心，但動作的部位仍以前腳為主。停頓1秒後，再以前腳推回準備動作。這個動作看起來像在踢腿，但速度明顯緩慢平穩許多。完成預定的次數後，再換腳練習。做個幾百下，保證隔天早上能讓股四頭肌享受到痠痛的快感。

扭捏深蹲

　　單手扶握一穩固支撐物，身體直立，雙腿靠攏或貼近，膝關節彎曲，髖關節挺直。重心往腳尖移動，同時身體略向後傾。這運動一開始並不容易，腰部容易向前彎曲，但你慢慢就能抓到竅門。因為膝關節為力量發送的樞紐，所以不要彎曲超過90°，剛開始可能連90°都有困難，因此可以循序調整，不求一步到位。蹲姿停頓1秒後，用力推回準備動作，再重複相同步驟。本式訓練技巧較為少見，而且除了單純增加次數外，很難有所進展。扭捏深蹲不需髖關節的彎曲動作，故下背傷害復健者能夠藉此持續鍛鍊股四頭肌，因此仍然是一項可以放進訓練課程中的好運動。有關「扭捏深蹲」的命名由來眾說紛紜。大多數人認為由於槓桿作用與肌肉的抗衡，使得壯漢在做此運動時也顯得扭捏。但我的導師老喬發誓該運動是以希臘國王薛西弗斯命名。在希臘神話中，薛西弗斯被罰整日推一巨石上山，但當夜幕低垂時，卻只能無助地看著巨石再度滑落，永無休止。我猜他的大腿肯定非常強壯吧！

印度深蹲

　　本式為印度摔角選手數百年來所練習的運動。雙腳與肩同寬或略寬，身體往下蹲坐，腳跟抬起。緊接著不需停頓，直接以腿力撐起，腳跟同時回到地面。腳跟上上下

下的動作讓身體彷彿搖椅一般，使重心前後上下規律移動。這種如翹翹板的節奏較一般的深蹲更能激發速度與爆發力，其獨特之處正是印度深蹲的核心要素。雙手試著隨彈跳上下擺動，有助於發展並維持一定節奏。不管是蹲姿站姿都不需要停頓，不停地彈跳才是正確動作。印度深蹲的評價有好有壞。就缺點而言，印度深蹲只能藉由增加每組次數來加強體力，對力量則較無助益，因此無法代替深蹲十式。此外，印度深蹲彈跳的節奏所引起的物理動量可能造成某些練習者的膝蓋不適。就優點而言，對那些空間有限無法藉由跑步鍛鍊下盤肌耐力者，印度深蹲的韻律特性恰好是個絕佳的替代運動，而且同時也有益於心肺功能。如果你想嘗試印度深蹲，可以逐步將其加入你的訓練課程，讓你的膝關節肌腱慢慢習慣這項運動。

增強式跳躍

深蹲能夠增加肌肉與力量，但若想快速見效，那麼有時在腿部訓練中加入增強式運動將頗有幫助。好消息是，爆發式的腿部訓練很簡單，畢竟腿部在許多運動中都早已展現十足的爆發力，例如短跑、跳躍、踢腿等等。而最精準的增強式訓練也許是「跳躍」。跳躍既自然又安全，而且幾乎不受場地限制。在健身房裡進行增強式訓練的人經常拿堅固的平台來做跳箱運動，也就是從固定的姿勢跳上箱子，但其實你不需要任何器材就能進行增強式跳躍訓練。我在聖昆丁州立監獄的第一位牢友教了我一項他在軍中學到的技巧：定點跳躍。雙腳靠攏，快速蹲下，然後往前跳越遠越好。落地時保持雙腳靠攏，並且避免身體往前倒，否則該次就不算數。這做起來並沒有想像中容易，畢竟大家平常在跳來跳去的時候總是習慣助跑個至少一兩步。在藉由跳躍訓練爆發力時，應該專注在「力量」而非次數上。熱身過後，做兩三組、每組四到六下即可。當你進步後，自然能夠跳得更遠。在牢裡，我們會用粉筆在地上標記，並嘗試每週突破自己的紀錄。假如空間不足（這常發生在監獄裡），那麼可以開始試試看用單腳做定點跳躍。單腳站立，快速蹲下，然後往前跳越遠越好。以同腳落地並保持平衡，否則該次就不算數。如果你很熱中單邊訓練，還可以試試單腳跳箱。這項進階運動是從單腿深蹲的蹲姿跳上箱子（如下圖），但除非你有非常健康的膝蓋，否則別輕易嘗試。傳統的跳高或跳遠也是很好的訓練，但我個人認為能夠同時鍛鍊平衡感與控制力的定點跳躍才是最棒的，畢竟若無平衡感與控制力，遑論爆發力呢？

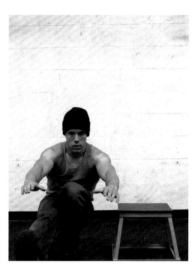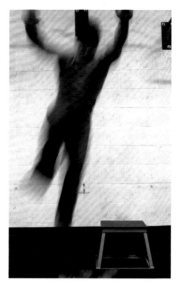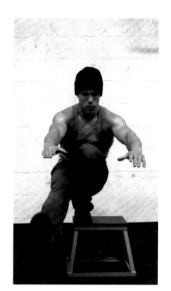

不管再怎麼強壯，很少人能夠擁有超凡的爆發力做出圖中的單腿深蹲跳箱。

階梯／斜坡衝刺

　　我在獄中一直沒機會接觸這項運動，但我遇過幾位上斜衝刺的擁護者。找一個又長又陡的階梯，普通一層樓高的不夠，試試看高樓大廈，或者沒有比賽的運動場更好。假如你住在鄉下而找不到像運動場那樣的階梯，其實陡一點的斜坡也可以。從底部開始往斜坡上跑。那有什麼難的？答案是：一點也不簡單！不管是在階梯或斜坡上，負擔自己的體重往上跑對體能來說絕對是一大考驗。只消幾秒鐘的時間，你就會氣喘吁吁，雙腿也不知不覺堆滿乳酸。如果你成功到達頂端，雙腿大概會覺得像果凍一樣，只能告訴自己活著真好。不管你接著要做什麼，千萬別跑回去，否則包準你會精疲力竭到平衡失序，仆街犁田都有可能。所以，慢慢走下去吧！你可以藉由縮短衝刺時間或增加練習次數來提高表現水準。階梯衝刺很受格鬥選手歡迎，而向社會大眾推薦這項古老運動的人正是終極格鬥錦標賽上一個世代的高手，例如曾拿過冠軍的莫里斯‧史密斯。階梯衝刺能有效鍛鍊下盤的肌耐力，且作法得當的話對關節不易造成傷害，因此很多人會以此訓練代替槓鈴深蹲。階梯衝刺似乎好處多多，可惜在我巔峰時期偏偏無緣找到高斜的階梯。儘管嘗試看看，但要注意，本式的強度很高，足以讓你在急切倉促中吐得唏哩嘩啦。

推車

　　小時候我看過迪克‧巴特克斯接受訪談，提到他在中學時如何藉由推一輛1.8公噸的車子鍛鍊出他日後馳騁美式足球球場的超凡力量。（譯註：迪克‧巴特克斯為前美國國家美式足球聯盟芝加哥熊隊後衛球員，於1979年入選名人堂。）於是我滿腦子開始想著推車這件事，畢竟這似

乎只有超人才辦得到。從此只要一逮到機會，我就去推推我媽停在路邊傷痕累累的福特翼虎。當時我的手臂跟義大利麵一樣細，推個幾公尺彷彿就已經過了幾世紀，但那感覺就是一個「爽」字！雖然我現在已經不大關注芝加哥熊了，但我一出獄後就馬上重拾對推車的熱情。找一條空曠筆直的道路，引擎熄火、打空檔，以免出問題。繞到車後，把雙手手掌放在行李箱蓋的外板上，別放在後擋風玻璃上，以免弄破了。兩臂盡量打直，屈身向前，用腿的力量向前推。一旦克服車輛慣性後，推起來就稍微容易一點。不只腿部得到相當的鍛鍊，背部、腰部、胸部、肩膀及手臂也是。如果你找得到一條夠長的馬路，可以練習推100公尺。用腳步來測量距離，跨個100大步就差不多了。當你推成功後，可以開始計時。每週練個一兩次，每次推兩三趟，試著挑戰自己的最佳紀錄。如此將能鍛鍊出兇猛的運動能力。推車是一項了不起的實用腿部運動，能練習把深蹲鍛鍊出的力量傳送到全身。這樣的推法能夠幫助肌肉學習使用大量的力量，在摔角、武術、美式足球以及很多其他運動項目也都相當實用，例如掙脫他人的控制等等。

消防員衝刺

這是一種高強度的衝刺，需要一個搭檔配合訓練。彎腰將肩頭靠近搭檔的腰部，當對方全身攤在你的前後時，站起直立，將他扛離地面。此時他的頭將朝下接近你的腰部，雙腳則垂掛在你的大腿附近。將手臂（靠近對方的那一側）環繞固定其腿部，這就是「消防員救援式」。以此姿勢，盡你可能快速、安全地跑到距離約100公尺遠的定點。接著放下你的搭檔，換他扛著你跑回去。兩肩交替，重複操作上述步驟到你所能負荷的次數。就跟階梯衝刺或推車一樣，消防員衝刺對心肺功能、心血管耐力、腿部新陳代謝以及全身的能量生成都大有助益。這是一項有趣又有挑戰的運動，但是就像其他負重運動一樣，有其既有的風險存在。記得要充分熱身，穿著牢固的靴子保護腳踝，並始終保持專注。這項訓練方式不僅常見於消防員，保鑣、近身搏鬥專家等可能需要快速扛起保護對象遠離危險的專業人士也大量採用練習。

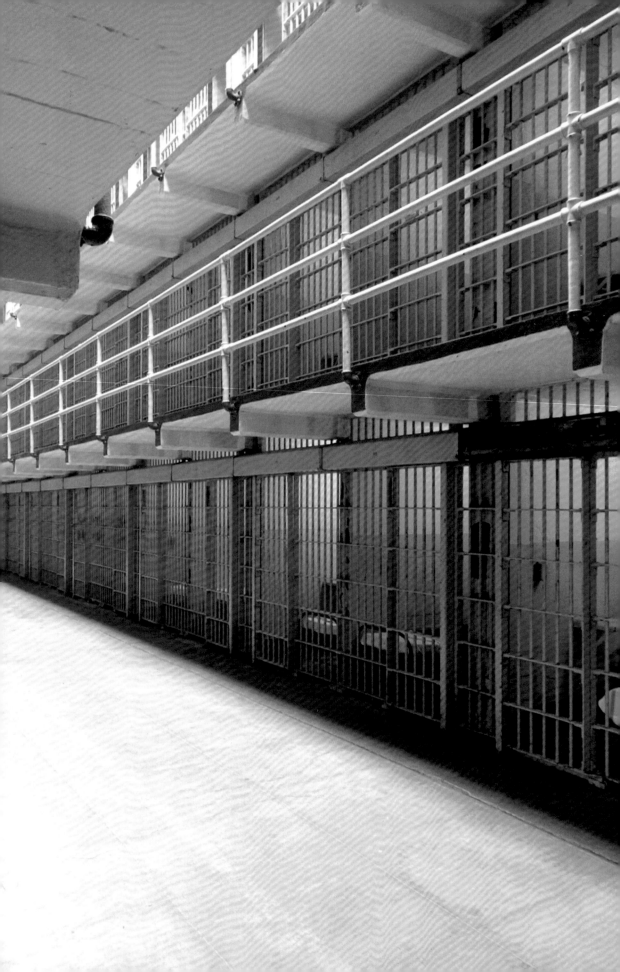

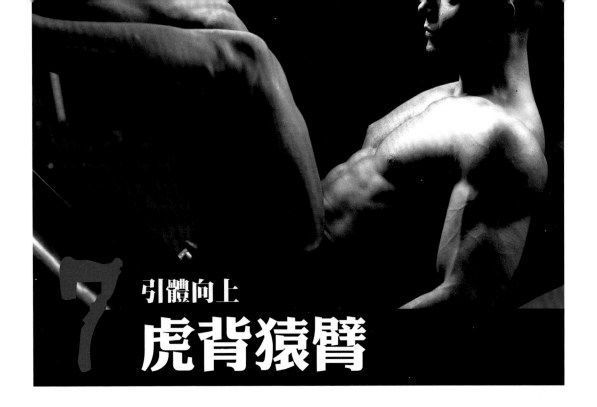

引體向上
虎背猿臂

不管你對徒手重量訓練的看法如何，「引體向上」毫無疑問的就是潮。看到席維斯・史特龍在電影《洛基２》中的攀登架上咬牙做「偏重引體向上」，誰不熱血沸騰？不過我個人最愛拿來舉例的電影還是《魔鬼終結者２》中琳達・漢米爾頓從翻倒的金屬臥鋪腳架上所做的引體向上。記得多年前當我剛入獄時，親眼目睹一位白髮蒼蒼的黑人老鳥在牢房門上做單手引體向上，便暗自發誓：總有一天，我也要學會這項有如天方夜譚般的神乎其技。

人類一直以來都對引體向上特別感興趣，視其為力量的偉大成就。而這並不足為奇，畢竟引體向上是現存歷史最悠久的健身運動。諸多證據可供證明，許多古代作家即曾描述此一廣受戰士、選手、甚至想變得孔武有力的平民喜愛的技巧。不過由於引體向上的歷史無疑要比人類還要古老，因此想找出其確切的起源時間相當困難。演化學家表示，我們的遠古祖先在進化為智人以前幾乎可說是樹居人，就像現在的黑猩猩及許多其他大型猿猴一樣。對這些人類的祖先來說，把自己拉到樹枝上去就好比我們現在要跨步走路一樣，是再自然不過的事情了。

儘管有這驚人的演化遺跡，但令人訝異的是，一般人對背部肌肉抱持的是不甚關心的態度。去世界上任何一家健身房走走，你會看到很多甚至是應該要懂比較多的中級健身人士，無止盡地以臥推或其他胸部運動鍛鍊他們的軀幹，而少數幾台針對背部做訓練的機器則淪落為飯後甜點。部分原因也許是因為照鏡子也看不太到背部的肌肉，於是很

容易就忘了其存在。但我認為文化因素也有影響，男人從小就被灌輸「推」是陽剛的象徵之一，我們推動外物展現對其掌控，在格鬥、自衛時也有推擠動作。當情勢逼人時，我們奮力「推進」、加緊「施壓」，甚至在心理上「推開」他人以獲得個人空間。而女人則是被教導去「拉」的一群，她們拉近孩子、朋友、及他人。至於男人就是被認定要更獨立，「力量」就是用來把東西推開的！

引體向上的好處

　　或許最後的觀點正是洞察運動科技之文化人類學的真知灼見，又或許只是一個長年在獄中盡想些拉拉推推的犯人的瘋言瘋語。也許兩者都有一些，誰知道呢？但無論你接受我的理論與否，上身拉力肌肉被多數健身人士忽略的確是個不爭的事實。當我們想到軀幹肌肉時，最先映入腦海的八成都是碩大的胸肌、寬廣圓潤的肩膀。雖然這些拉力肌肉真的很重要，但和結實的上背肌肉相比，實在是微不足道。人體軀幹最大的肌肉是闊背肌，從腋下往下延伸超過肋骨，在背部像是一把展開的扇子。引體向上能夠鍛鍊到背部大部分的肌肉，包括斜方肌、後三角肌以及環繞肩胛骨的圓肌、菱形肌，而闊背肌則是其鍛鍊的重點部位。闊背肌不僅大，更有驚人的投資報酬率，其肌肉細胞就像是被設定好在接受刺激時便即刻變強變壯。看看當代健美選手的姿態，讓人印象最深刻的不是手或腿的肌肉，而是像翅膀一樣的闊背肌。甚至是訓練進展停滯，胸肌難再增加的健美人士，只要開始正確鍛鍊闊背肌，都幾乎可以立竿見影，隔夜收效。這些肌肉彷彿是我們祖先所使用的主要工具，蟄伏潛藏，直到我們一召喚就立刻破繭而出。

　　可惜的是，當許多人開始認真投入鍛鍊背部時，卻採用了不洽當的運動方式。他們彎腰做槓鈴或啞鈴划船，對腰椎造成莫大的壓力，最終無可避免的導致受傷或僵直。也許這就是為什麼機械健身器材近來成為背肌訓練的首選，例如滑輪划船或滑輪下拉，還有更多詭異精密的坐式器材。為什麼機械健身會大行其道呢？因為操作便利，背部能夠在相當舒適、輕量的負重下獲得鍛鍊。不幸的是，正因為過於輕鬆，所以機械健身的成效往往不如預期，除非本身已使用大量的類固醇，這種人隨便做些簡單的運動，肌肉就能像吹氣球一樣脹起來，但不是強壯，只是膨風而已。

　　忘了其他人在健身房裡做的這些替代運動吧！你完全不需要它們。打造強力上背最棒、最安全的運動就屬低調的「引體向上」了。如前所述，人體早已演化出將自己垂直拉起的能力，因此引體向上實為背部運動之王道。儘管現代生活已不再需要這項技能，但遺傳基因仍舊將其保留。熟練引體向上，你的闊背肌將大放異彩，肩胛骨周圍的肌肉將猛若盤蛇，斜方肌將固若磐石。身體的拉力肌肉在引體向上中都將得到伸展，並且很快地變強變壯。

　　引體向上能夠比其他現有的運動更快速地鍛鍊出結實肌肉，這點是無庸置疑的。但

這其實只是附加的一點小甜頭，引體向上真正的價值在於其所帶來的實用力量。我有個好朋友曾經擔任海軍陸戰隊的軍訓教官，他告訴我每年他的新兵中至少都有幾個不自量力的大個兒，他們大多能做整天的伏地挺身，但若要拉起自己的重量，像是爬過障礙訓練場上的牆或是攀繩，卻往往顯得力不從心，比其他體型較小的士兵還不如。原因就在於現代健身人士習慣依賴外在負重來訓練背部，忽略徒手訓練而導致欠缺靈活敏捷所需的實用技能。

儘管沒有特別針對握力作訓練，但在握住單槓升降身體的同時，手指和手掌也會變得比一般人還強壯，因此真實力量的重要指標——握力，也能從引體向上中獲益，而前臂的屈肌亦是如此。信不信由你，平時少有機會撐住雙腿懸空的腹肌與臀肌，在引體向上時也能獲得充分的等長收縮。練習此運動的初學者，往往在訓練隔天會感到腹部比背部還來得痠痛。

碩大的肱二頭肌

即使是健美人士也不得不承認引體向上對背部訓練的益處，但現在曉得引體向上也是已知最棒的肱二頭肌運動的人似乎就不多了。現代大多數的健身會員還是執著於藉由彎舉等運動來鍛鍊肱二頭肌，但事實上不管用多少重量，彎舉充其量也只是透過單一關節——肘關節，來訓練肌肉的「分離式」運動。至於引體向上則是「連動式」運動，透過兩個關節——肘關節與肩關節——來訓練肱二頭肌，而這正符合肱二頭肌自然的運作方式，故以此法鍛鍊將可使這塊小小的肌肉變得非常有力。想想看：一個90公斤重的人在做引體向上時，他的肱二頭肌是以完全伸展的方式在負擔這90公斤。你覺得有多少人能夠標準地彎舉90公斤槓鈴呢？如果一個人能夠熟練單手引體向上，那麼他實際上就是以單邊肱二頭肌來與90公斤的重量相抗衡，等於是在健身房裡彎舉90公斤的啞鈴了！難怪體操選手都擁有大得跟香瓜一樣的肱二頭肌。如果你想完全釋放肱二頭肌的潛力並使其充分發展，那就忘了彎舉，開始做引體向上吧！

最安全的上背運動

人類幾乎天生就會做引體向上，此一事實恰好表示其亦是現有最安全的背部運動，畢竟動作方式是符合而非違背生物力學的。這點很重要，因為健身房裡危險的背部訓練所導致的運動傷害比其他訓練多上許多，而患部多集中在下背，但卻從沒聽過引體向上會引起下背傷害的。理由很簡單：在做引體向上時雙腿是保持懸空，整個背部由脊椎兩側的豎直肌保持自然的幅度，因此脊椎不必承受外在壓力。

若是操作得當且持之以恆，引體向上甚至能保護身體避免受傷。大部分舉重者肩膀前方的前三角肌由於推舉過程中的過度使用而異常發達，導致肩帶肌肉發展不平衡，容

易引起受傷或僵直、動作不自然等常見於健身者的症狀。引體向上則是對肩膀後方的後三角肌最棒的運動，在訓練課程中漸進加入引體向上，能夠預防肩部傷害。只要動作正確，引體向上能打造健康的關節，而且幾乎不會對其造成傷害，這是其他背部訓練所無法擔保的！

pullup 還是 chinup

很多新手分不清楚 pullup 和 chinup 的差別。有些教練宣稱 pullup 必須將胸一路拉升到單槓，而 chinup 只需將下巴抬升超過單槓即可。歐洲人則用 chinup，不用 pullup，但其實指的是一樣的動作。在美國有些地方是兩個詞可通用。我曾遇過一位前美式足球員，他堅稱 pullup 是正手握，而 chinup 則是反手握。兩者差別似乎是眾說紛紜，難怪大家會搞不清楚。

在囚徒健身中，「引體向上」指的是任何抵抗地心引力將自己身體拉向雙手的運動，因此涵蓋範圍很廣。別太執著於專業術語，正確操作這些動作比使用哪個名字重要得多了。

理想的動作幅度

當你嘗試出力將自己拉上單槓時，理想的幅度是從雙臂微彎近乎打直的地方開始，一直向上直到下巴超越單槓。若是繼續向上到胸口甚至是胸骨觸碰到單槓，闊背肌將無法出力，壓迫到肩胛骨間較薄弱的肌肉，因而限制力量發揮，置上身於一危險容易受傷之地。因此在做引體向上時，只要下巴超越單槓即可，這是最佳的幅度。

準備動作中保持手肘微彎的姿勢主要有兩大功用。首先，可減輕手肘壓力，避免其過度伸直。其次，可幫助支撐上半身應付大動作所需的力道。千萬別理會一些「健身達人」所教的徹底打直雙臂的動作，這麼做將會把壓力從肌肉轉移到連接關節的韌帶上，這絕非你所希望的。你不僅應該在伸直手臂時保持手肘彎曲約10°，還必須保持雙肩緊繃以支撐上半身。

雙肩緊繃

在所有的懸吊運動中，為了維護肩部安全，練習者務必要瞭解保持雙肩緊繃的重要性。

肩關節屬於杵臼或球窩關節，可作相當程度的運動，但也有相對較高的受傷風險。當吊掛在單槓上時，若是放鬆雙肩，將使關節頭拉緊於關節窩，導致兩者只靠拉撐的韌帶相連，這不僅會使韌帶因受力過大而發炎，有時甚至可能導致肩關節部分或完全脫

臼。雖然這樣的情形很少見，但的確有可能發生，尤其是有脫臼病史者。保持雙肩緊繃則可讓肩關節在肌肉高強度的運動中得到舒展，保護關節內韌帶，避免脫臼發生。

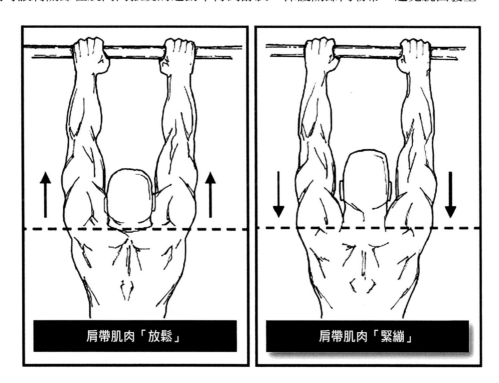

懸吊——尤其是引體向上及抬腿是很棒的練習，你應該使其成為終身運動，因此從一開始就該養成正確的姿勢。雙肩緊繃的動作並不明顯，不仔細看的話很難察覺。其動作就是肩窩向下拉 3 至 5 公分（如上圖），其實很容易，只要闊背肌用力收縮即可。過程中用力支撐上半身，很快你就能抓到訣竅了。

堅持把握

引體向上的另一個爭點則是「握法」，包括正握（面朝指關節）、反握（像是彎舉）、鎚握（面朝大拇指）等等，究竟哪一種最好呢？

答案是不一定。第一個應該考慮的要素是人體運動學的「旋前作用」，也就是所謂的「反轉」。在引體向上中，這指的是當身體越拉近雙手時，雙手自動向內、手掌向下轉的反射動作。這是一個很不起眼的小動作，我們每個人都有。而這看似微不足道的小地方，對標準引體向上來說好像沒什麼影響，但在練習十式中的進階動作時，則會變得越來越重要。

重點就是，在練習前幾式時，你可以選擇自認最輕鬆的握法。各式解說中通常是以多數人覺得最有力的正握為主，但是反握或鎚握也都可以。但當你練到「標準引體向上」之後，旋前作用的自然現象會使固定的姿勢感到不舒服。若是如此，那就要多嘗試不同握法。一般認為當動作難度越來越高時，採用鎚握會比較自然有力。至於肱二頭肌發達而不為旋前作用所困擾者，通常偏好反握。有些人則終其一生皆採用正握，從沒遇過什麼問題。看哪種握法對你最有幫助就用吧！

至於一些引體向上的進階動作，最好的方式通常是改用體操選手常用的「吊環」。吊環是種理想的輔助器材，因為連結吊環的繩索能夠隨著你在運動過程中的旋前作用自由擺動，不像手握單槓時姿勢是固定的，因此限制了旋前作用的移動。若你在做引體向上時感到手腕、手肘或肩部疼痛，學習改用吊環將可幫助手臂找到自然的運動軌跡，免除種種疼痛的問題。

甩動式

在做引體向上時要利用的應該是肌力，而非物理動量。若是肌力不足，許多人往往會藉由提膝下蹬以獲取動量來完成動作。這種作弊的技巧有個特別的名字，叫做「甩動式」。

甩動式引體向上會增加關節不必要的壓力，給人有力的錯覺，變相鼓勵投機取巧的行為。因此，初學者切勿使用甩動式，而應堅持標準動作：向上兩秒、停頓 1 秒、向下 2 秒，再停頓 1 秒，排除動量干擾的可能。若是非藉助動量不可，那麼就應回頭熟練不必靠作弊就能完成的動作。

等你的引體向上進步後，也就是可以完成標準的第五式時，才可以開始應用甩動式。首先盡量以標準姿勢完成你所能做的最高次數（至少 3 到 4 下），接著再以甩動式增加動量來多做 1 至 3 下。如此一來，將能幫助你突破原有障礙，鍛鍊出更強的肌力，這是其他方式所辦不到的。但是別濫用這個技巧，也別錯把甩動當成真正的肌力。切記只能在完成一組動作後才用甩動式，別在一開始就用。

別忘了，當你想要進階到引體向上系列的下一式時，只有未採用甩動式的動作才能算作升級標準的次數。

四處吊掛

在19世紀以前，很多牢房基本上就是個籠子，尤其是地方警長的監獄。因此，18世紀的犯人能夠毫無困難地利用那些頭上的柵欄來做引體向上。但隨著自殺風險的增

加，柵欄漸漸被淘汰，現在的犯人大多只能利用廣場上焊接組裝的器材做引體向上。你也得自己找出一個地方才行。人體的適應力超乎想像，只要你留心，就會發現幾乎處處都能做引體向上，例如椽子、樹枝、高低不平的暖氣管，甚至是屋頂或陽台邊緣（見127頁）。如果你打算在家做引體向上，那麼我建議在門框安裝個單槓，很多商店都買得到，而且不貴。高一點的地方，像是屋頂凸出的管線更好，因為你不用顧慮要把腳抬起來。另一個方便自製的引體向上器則是把金屬條或柱狀物擺在閣樓艙門，這也是一個不用費力抬腳的好地方。

有機會的話，最好的引體向上器材還是前面所提到的平行吊環。你可以購買，但前提是找到適合你拳頭的堅固吊環。當然你也可以自己做，只要在兩個環分別套上繩索，找個牢靠的地方吊起來就可以了。

身體輕重與引體向上

不同於六招中大部分的運動，例如伏地挺身，引體向上需要練習者移動全身的重量，表示你體重每多1公斤，在做引體向上時就得多負擔1公斤。就實務上來說，一個人越是過重，要熟練引體向上就越是困難。單純肌肉的重量並無礙於熟練十式，但若身負超過15公斤的多餘脂肪，要突破第五、第六式的機會就不大了，除非擁有天生神力或取巧作弊。如果你剛好就是這種情況，也別擔心。照著引體向上十式的步驟盡量做，到你能力所及的那一式就下工夫苦練，就跟其他五招一樣，同時靠飲食來減重，有朝一日必可成功。

長期抗戰

引體向上系列因為須以上半身負擔全身的重量，因此比六招中大部分的運動都要來得更有挑戰性。比起只移動部分體重的伏地挺身，或者靠強而有力的下盤肌肉支撐的深蹲等系列，引體向上無可避免地需花費更長的時間才能熟練升級。

在十式中進展緩慢是正常的。就算勤加練習，也可能得花上數月的時間才能升級到下一式，不過千萬別把這當作壞事，要知道你只是「看起來」進步得很慢，但其實不然。因為所需的力量相當龐大，所以每一分進步都是相當可觀的能力精進。朝這個面向思考，而不要顧慮時間。

也別迫不及待升級，只想著一式練過一式。這個忠告對所有的徒手訓練都一體適用。別忘了，當你在十式中升級時，代表你的力量增加了。但正所謂欲速則不達，這種力量的增加只有靠持之以恆地反覆練習基礎式才能辦到。

最成功的徒手運動員都瞭解這個道理。在還沒準備好以前，他們不會貿然升級到下一式，畢竟躁進只會導致失敗和失望的下場。因此，他們忠於當下所練，深究內容、沉浸其中，並掌握細節，投注時間精力在該項運動，彷彿那就是他們的終極式。他們耐心等待，給予身體足夠的時間來鍛鍊出真正的力量。當時機成熟，他們即可胸有成竹地往更高階的運動邁進。若你也能培養這樣的態度，長遠來說你將會進步得更多更快。

引體向上系列

很多人——尤其是過重者視引體向上為畏途，想像其為不可能的任務。若你是其中之一，也別擔心。只要你開始以正確的方式訓練，你的身體很快就能適應並輕鬆完成基礎的前幾式，彷彿喚醒肌肉遠古的記憶，恢復其天生的力量。

對引體向上的畏懼部分來自於誤會或是一知半解。當人們談到引體向上時，想的通常都只有「標準引體向上」這一種運動，也就是全幅、雙手的引體向上。但除非是天生的大力士或瘦骨如柴的紙片人，否則初學者嘗試挑戰的結果，十之八九都是以失敗收場。由於這個陰影，很多人便刻意迴避引體向上，轉投入負重式背部訓練的懷抱，以免自取其辱，但這實在是大錯特錯。事實上，引體向上的動作千變萬化，並非只有大家所知的那一千零一種。誠然有些變化是比標準引體向上還困難，但也有不少是簡單許多的。

囚徒健身體系包含了十種引體向上的變化，經典的標準引體向上則是其中的第五式。本體系的學員必須循序練習前四式，而非直接挑戰高難度的動作。練習者在每一式中都將獲得充分鍛鍊以增加其引體向上的力量，屆時面對標準引體向上，將不再如先前那般忌憚，而能輕鬆應付。在熟練標準引體向上後，這一系列的練習只完成了一半，後面還有更高階的五式，逐步朝向終極式，也就是最受眾人崇拜、夢寐以求的力量極致——單手引體向上。

訓 練 筆 記

STEP 1 　垂直引體向上

<table>
<tr>
<td>分解動作</td>
<td>　　找一個可以牢牢抓住並且穩固的垂直支撐物，門框或高一點的柵欄都可以。站近支撐物，腳尖約離其10公分左右。以自然的姿勢抓住支撐物，雙手理想的位置是與肩同寬，或是互相對稱即可，此為準備動作（左圖）。因為離支撐物很近，所以雙臂呈彎曲狀。接著，身體微微向後傾躺，雙臂慢慢伸展，直到幾乎打直，身體成斜角後仰，此為結束動作（右圖）。此時你的上背會感到微微被拉緊，雙臂可能也有同樣的感覺。停頓1秒後，肩胛骨收縮，同時雙臂彎曲，將自己拉回準備動作，停頓1秒後再重複相同步驟。</td>
</tr>
<tr>
<td>深入解說</td>
<td>　　垂直引體向上相當緩和，對於要重建背部與手臂力量的運動員來說是相當理想的運動，尤其是在肩部、肱二頭肌或手肘傷後。本式能夠促進血液循環，讓身體重新找回拉力的感覺。對初學者來說，其低強度使引體新手在重量較輕時，能先感受肩部和上背肌肉的運作，因此也是項絕佳的運動。</td>
</tr>
<tr>
<td>訓練目標</td>
<td>● 初級：1組，每組10下。
● 中級：2組，每組20下。
● 高級：3組，每組40下。</td>
</tr>
<tr>
<td>精益求精</td>
<td>　　本式相當簡單，應該幾乎人人都可操作。若你正在傷後復健期，動作對某些部位可能過於激烈（例如縫合的傷口），那麼可以減少動作的幅度、雙肩緊繃，雙臂則不要完全伸展開來。</td>
</tr>
</table>

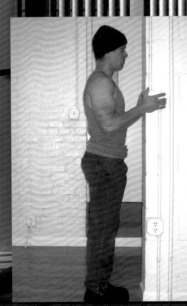 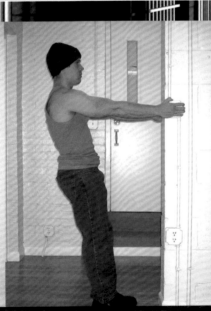

站近支撐物，腳尖約離其十公分左右。　　　　此時你的上背會感到輕微被拉緊，雙臂可能也有同樣的感覺。

STEP 2 水平引體向上

分解動作	找一個可以牢牢抓住並承受你的體重而且至少與髖部等高的水平支撐物，又大又堅固的餐桌或書桌是最好的選擇。雙手正握抓住桌緣，胸部及下半身置於桌下。雙手理想的位置是與肩同寬，但可視所使用之桌況調整。接著，將自己拉起使背部離開地面，根據桌子的高度調整手肘彎曲的角度，保持身體肌肉緊繃打直，以雙手及腳跟支撐全身重量，此為準備動作（左圖）。接著，保持身體（尤其是兩膝）打直，慢慢將身體拉起直到胸口輕觸桌緣扶手處，此為結束動作（右圖）。停頓1秒後再下降回準備動作，如此重複相同步驟。
深入解說	水平引體向上和垂直引體向上有些類似，但傾斜的角度大上許多，因此對力量的考驗更大。本式是進階到下一個開始在單槓上運動前的試金石，能夠鍛鍊關節，特別是容易受傷的肘關節及肩關節。
訓練目標	● **初級**：1組，每組10下。 ● **中級**：2組，每組20下。 ● **高級**：3組，每組30下。
精益求精	若支撐物越高，身體傾斜角度越小，則難度將越低。如果一開始覺得水平引體向上過於困難，那麼可以找比髖部還高的支撐物代替，當能夠做到30下時，再改回用與髖部等高的支撐物。

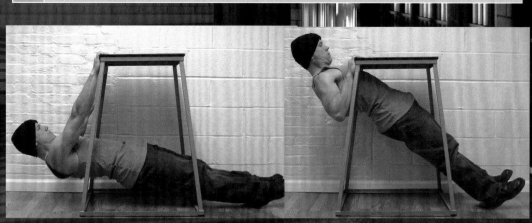

保持身體肌肉繃緊打直，以雙手及腳跟支撐全身重量。　　保持身體（尤其是兩膝）打直，慢慢將身體拉起直到胸口輕觸桌緣扶手處。

STEP 3 折刀引體向上

分解動作	要操作接下來的初階引體向上運動，你需要一根水平單槓與一張置於單槓前的高椅或相似物品。躍起正手握住單槓，雙手略與肩同寬。在做單槓運動時，記得隨時保持肩膀肌肉緊繃（見109頁）。手臂也不要完全放鬆，保持手肘微彎。雙腳盪起，將小腿靠近腳踝處置於放在單槓前的高椅後半部。事先將其擺放定位，讓雙腿能夠伸直。理想的高度是雙腳與骨盆水平相對，形成典型的折刀狀，此為準備動作（左圖）。接著平緩上拉，伸直的雙腿同時下壓提供助力。當下巴超過單槓時，即為結束動作（右圖）。停頓1秒後，再以肌力控制下沉回到準備動作。完成每組練習後，小心地站回地面，並且避免練到筋疲力竭而無法支撐。如果在雙腳站穩前就鬆手，可能會跌倒受傷。
深入解說	折刀引體向上的訓練幅度與標準引體向上相同，但因為雙腳分攤了一些重量且從下提供輔助，所以比較容易。
訓練目標	● **初級**：1組，每組10下。 ● **中級**：2組，每組15下。 ● **高級**：3組，每組20下。
精益求精	下沉姿勢是所有引體向上運動中最困難的部分，若是無法完成全幅的折刀引體向上，那就先專注在雙臂彎曲的上拉姿勢，然後隨著力量增加逐漸擴大下沉幅度。

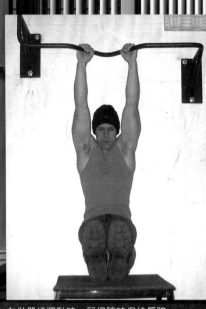

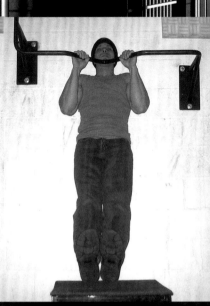

在做單槓運動時，記得隨時保持肩膀肌肉緊繃。

平緩上拉，伸直的雙腿同時下壓提供助力。

STEP 4　半引體向上

分解動作	選擇適當的單槓，高度以身體吊掛直立時雙腳仍懸空為宜，就算只有離地幾公分也無妨。向上躍起，正手握住單槓，雙手與肩同寬或略寬，手肘彎曲呈直角使上臂與地面平行。雙肩肌肉緊繃，兩膝微彎，腳踝交疊，避免腿部施力，此為準備動作（左圖）。手肘彎曲，肩膀夾起，身體平緩上拉直到下巴超過單槓，此為結束動作（右圖）。停頓1秒後，以肌力控制身體下沉回到準備動作，再重複相同步驟。過程中手肘可以往前，但雙腳應保持不動。
深入解說	訓練難度越來越高了。在「半引體向上」中，上半身的肌肉獨挑大樑撐起全身的重量，這絕對比一般舒適的划船或使用滑輪下拉還費力。因此，本式除了加強握力外，還能鍛鍊背部、肱二頭肌以及前臂。
訓練目標	● **初級**：1組，每組8下。 ● **中級**：2組，每組11下。 ● **高級**：2組，每組15下。
精益求精	本式為引體向上系列中第一個要求練習者在沒有任何輔助的情況下移動全身的運動，因此許多人會在此遇到瓶頸，尤其是肥胖或過重者。如果你身上有贅肉（大部分人都有），這時候就該開始減重了。在減重過程中還是可以持續練習本運動，若有困難，則減少上下的幅度，下巴接近單槓即可。體重減少後，動作幅度自然就可以增加了。

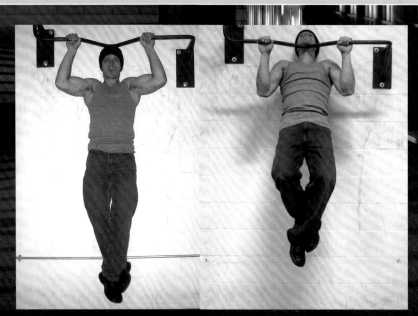

上臂與地面平行。　　　　　　　　　　過程中手肘可以往前。

STEP 5 標準引體向上

分解動作	正手握住單槓，雙手約與肩同寬或略寬，可嘗試找出個人覺得最容易出力的位置。兩膝微彎，腳踝交疊，騰空離地。身體肌肉緊繃，肩關節下壓，手肘微彎，使壓力落在肌肉而非關節上，此為準備動作（左圖）。手肘彎曲，肩膀夾起，上拉直到下巴超過單槓，此為結束動作（右圖）。停頓1秒，享受一下眼前的視野，再以肌力控制下沉。過程中不要靠物理動量猛然上下，切記鍛鍊肌力的訣竅就是要「平緩」。試著花2秒鐘上拉、2秒鐘下沉，在最高及最低點各停頓1秒鐘。
深入解說	「標準引體向上」是經典的上背與肱二頭肌的肌力運動，專精者將擁有超凡的肌力及運動能力。拉起自體是人類演化出的天生技能，一個人若是無法完成引體向上，那就不能算是真正的強壯。
訓練目標	● 初級：1組，每組5下。 ● 中級：2組，每組8下。 ● 高級：2組，每組10下。
精益求精	「標準引體向上」是相當負重的徒手體操運動，很多人都覺得非常困難。成功的關鍵在於堅強的毅力，要排除一開始靠甩動來幫助上拉的念頭，否則只會積習難改，越陷越深。若是覺得從準備動作（手臂伸直的姿勢）上拉的部分太過困難，可以藉由單腳踩椅子來借力輔助，再逐次減少腳力到只有上拉的前幾公分需要輔助，最後你終將能不靠任何輔助，獨自完成標準引體向上。

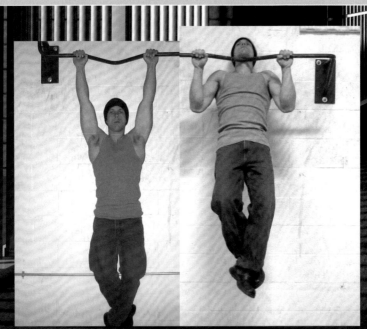

手肘微彎，使壓力落在肌肉而非關節上。　　手肘彎曲，肩膀夾起，上拉直到下巴超過單槓。

STEP 6　窄距引體向上

分解動作	向上躍起，正手握住單槓，雙手靠攏，若是關節感到不適，則可增加間距最長到10公分。兩膝微彎，腳踝交疊於身後，避免雙腳施力輔助。手肘微彎，肩膀緊繃，此為準備動作（左圖）。手肘彎曲，肩膀夾緊，身體緩慢上拉直到下巴超過單槓，此為結束動作（右圖）。停頓1秒後，緩慢下沉回到準備動作，一樣停頓1秒後再重複相同步驟，過程中雙腿盡量保持不動。
深入解說	在所有的引體向上運動中，手臂屈肌屬於最弱的一個環節，包括肱二頭肌及上下臂的相關肌肉。若是熟練雙手引體向上者想挑戰單手操作，則必須先花時間瘋狂鍛鍊肱二頭肌才行。這正是「窄距引體向上」的目的，透過雙手靠攏的姿勢來減少背肌的參與，藉此增加屈肌的負擔，促進肱二頭肌的發達。
訓練目標	● **初級**：1組，每組5下。 ● **中級**：2組，每組8下。 ● **高級**：2組，每組10下。
精益求精	因為在做窄距引體向上時手臂的前旋作用，所以有些練過標準引體向上的練習者仍會感到困難。正握法有時會限制這種自然的內翻動作，這時就可以嘗試不同的握法，例如側握法或反握法。可以的話也能試試看吊環，看哪種方式最適合你。如果問題出在力量不夠，那就先回頭繼續練習標準引體向上，然後逐次減少雙手的間距，久而久之你就能做到了。

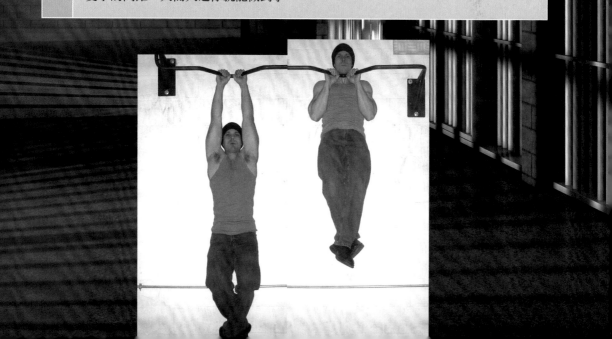

STEP 7　偏重引體向上

<table>
<tr>
<td>分解動作</td>
<td>　　單手側臥或反握抓住單槓，如此將比一般的正握舒服。另一手抓住握單槓那隻手的手腕，大拇指在手掌下，其餘四指在手背下。雙腳離地，兩膝微彎，腳踝交疊於身後。肩帶肌肉隨時保持收縮。握單槓那隻手除了手肘微彎外應盡量保持伸直，另一隻手由於位置較低，手肘彎曲的角度自然較大。雙肘皆位於身體前方，此為準備動作（左圖）。手肘彎曲，肩膀夾緊，身體平緩上拉直到下巴超過單槓，此為結束動作（右圖）。停頓1秒，再慢慢下沉回到準備動作。停頓1秒後再重複相同步驟。</td>
</tr>
<tr>
<td>深入解說</td>
<td>　　「偏重引體向上」已經有幾百年的歷史，而在席維斯‧史特龍於電影《洛基2》著名的訓練片段中露了一手後，更是一夕爆紅。由於手臂的姿勢不同，抓住單槓的手負擔了絕大部分的重量訓練，為往後真正的單邊引體向上鋪路。本式除了增加闊背肌、肱二頭肌與背肌的力量外，對握力更是一大鍛鍊。</td>
</tr>
<tr>
<td>訓練目標</td>
<td>● 初級：左右兩手各1組，每組5下。
● 中級：左右兩手各2組，每組7下。
● 高級：左右兩手各2組，每組9下。</td>
</tr>
<tr>
<td>精益求精</td>
<td>　　若你已經能夠做「窄距引體向上」，那麼「偏重引體向上」應該也不成問題。兩者最大的差異在於「偏重引體向上」只靠單手支撐全身重量。如果你覺得有點吃力，可在引體向上訓練後花點時間練習單手吊掛，藉此增加握力。</td>
</tr>
</table>

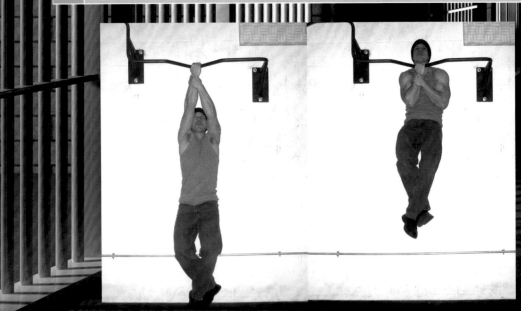

單手側臥或反握抓住單槓，如此將比一般　　　手肘彎曲，肩膀夾緊，身體平緩上拉直到下

分解動作	用你最有力的握法單手抓住單槓，有些人是正握，有些人則是側握或反握。而對大多數人來說，用吊環可能是最容易的。另一隻手可隨意放置，我的學生大部分喜歡自然下垂，我個人則偏好擺在後背，就跟在做「單手伏地挺身」時一樣。任何姿勢都可以，只要不干擾動作就好。藉由跳躍、甩動或椅子協助，將支撐的手臂半彎，手肘成直角，上臂與地面平行。雙腳離地，腳踝交疊於後，就像前幾式一樣。支撐臂的肩膀肌肉應保持緊繃，全身肌肉收縮，此為準備動作（左圖）。手肘彎曲，肩膀夾緊，身體平緩上拉直到下巴超過單槓，此為結束動作（右圖）。停頓1秒，再慢慢下沉回到準備動作。停頓1秒，再重複相同步驟。
深入解說	本式為此系列中第一個由單手支撐全身重量的運動，除了訓練標準「單手引體向上」所需的平衡感及技巧外，更可鍛鍊肱二頭肌與背肌的力量，打造強壯的手臂。由於本式並未以全幅伸展鍛鍊肌肉，因此必須在訓練後增加「偏重引體向上」或「窄距引體向上」等全幅的運動。
訓練目標	● 初級：左右兩手1組，每組4下。 ● 中級：左右兩手2組，每組6下。 ● 高級：左右兩手2組，每組8下。
精益求精	下沉得越深，上拉時就越難。如果你還無法掌握「單手半引體向上」，就先縮小幅度於單槓附近，久而久之再逐次增加下沉的幅度，直到能夠完成標準的動作為止。

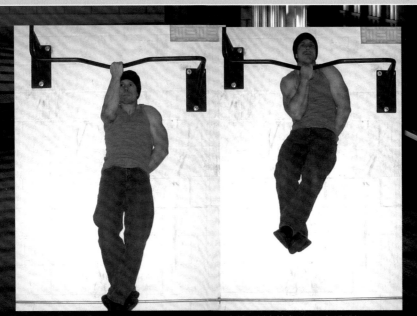

手肘成直角，上臂與地面平行。　　　　　　身體平緩上拉直到下巴超過單槓。

STEP 9 單手輔助引體向上

分解動作	掛一條毛巾在單槓上，接著跳起以最有力的握法抓住單槓，此時毛巾應位於手臂內側。另一手抓住毛巾越低的位置越好，對多數人來說，差不多相當於眼睛的高度。兩膝微彎，腳踝交疊於後。肩部肌肉緊繃，抓住單槓的手臂微彎，此為準備動作（左圖）。接著身體開始上拉，在前半段——也就是從手肘微彎到成直角為止，可藉由拉毛巾輔助，而後半段——也就是從手肘成直角開始，則應該放開毛巾，以單手的力量上拉直到下巴超過單槓（右圖）。
深入解說	「單手輔助引體向上」是一種特殊的運動，其特定功能為協助進階練習者在免於困在最低點的窘境下「感受」單手引體向上，緩慢而安全的鍛鍊出正確操作單手引體向上所需的強壯肌腱。
訓練目標	● 初級：左右兩手1組，每組3下。 ● 中級：左右兩手2組，每組5下。 ● 高級：左右兩手2組，每組7下。
精益求精	手握毛巾（或繩索）的位置越低，其所提供的輔助就越少。如果你做不到5下，可以抓住毛巾靠近單槓的位置，再隨著肌力增加慢慢降低，最後你會覺得自己是在往下「推」而不是往上「拉」毛巾。這是精進「單手輔助引體向上」的好方法，同時也能替你為挑戰終極式——單手引體向上——做好準備。

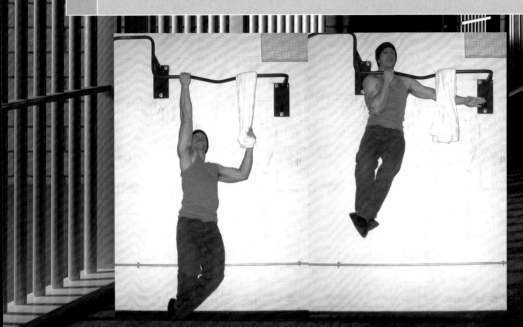

另一手抓住毛巾越低的位置越好，對多　　放開毛巾，以單手的力量上拉直到下巴

The Master Step

分解動作	跳起以最有力的握法抓住單槓。雙腳離地，兩膝微彎，腳踝交疊於後，雙腿保持不動。另一手放在舒適的地方（如同第八式：單手半引體向上）。支撐手的肩部緊繃，全身肌肉收縮準備動作。接下來的動作是對力量很大的考驗，你必須做好心理準備迎接即將到來的挑戰。支撐手近乎打直，手肘微彎避免關節承受過多壓力，此為準備動作（左圖）。手肘彎曲，肩膀夾緊，身體上拉直到下巴超過單槓，盡量避免借助物理動量，此為結束動作（右圖）。停頓1秒，再平緩下沉回到準備動作。停頓1秒，如果可以的話，再繼續重複相同步驟。
深入解說	不靠蹬腿甩動的「單手引體向上」是背部與手臂能力所及最了不起的運動，能夠鍛鍊出強大的力量與發達的肌肉。精於此技者將擁有如翅膀般的闊背肌，上背則會有狀如蟒蛇盤繞的結實肌肉。次外，其握力、上臂、前臂的力量都將遠勝於一般的健身會員，幾乎可以在摔角比賽中將所謂健美人士的手臂扯下來。
訓練目標	● **初級**：左右兩手各1組，每組1下。 ● **中級**：左右兩手各2組，每組3下。 ● **高級**：左右兩手各2組，每組6下。
精益求精	本式為地獄級的高難度運動，只能靠專心致志與努力不懈練成，妄想一步登天是不可能的。先投注時間與精力好好熟練前九式。初期目標設定為標準完美的1下單手引體向上，完成後再進行「鞏固訓練」（見219頁）。

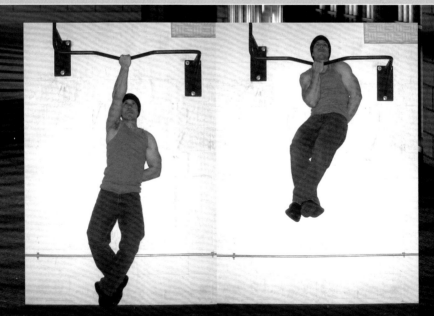

支撐手近乎打直，手肘微彎避免關節承　　手肘彎曲，肩膀夾緊，身體上拉直到下巴
受過多壓力。　　　　　　　　　　　　　超過單槓，盡量避免借助物理動量。

引體向上系列

第1式	垂直 引體向上 p114	練到 40 下 × 3 組後 進入第 2 式
第2式	水平 引體向上 p115	練到 30 下 × 3 組後 進入第 3 式
第3式	折刀 引體向上 p116	練到 20 下 × 3 組後 進入第 4 式
第4式	半引體向上 p117	練到 15 下 × 2 組後 進入第 5 式
第5式	標準 引體向上 p118	練到 10 下 × 3 組後 進入第 6 式

升級進度表

第6式	窄距 引體向上 p119	練到 10 下 × 2 組後 進入第 7 式
第7式	偏重 引體向上 p120	練到 9 下 × 2 組後 進入第 8 式
第8式	單手半 引體向上 p121	練到 8 下 × 2 組後 進入第 9 式
第9式	單手輔助 引體向上 p122	練到 7 下 × 2 組後 進入終極式
終極式	單手 引體向上 p123	直到可以 6 下 × 2 組

超越顛峰

　　單手引體向上在人人熱衷於健身中心的現代社會裡已經是鳳毛麟角，近乎絕跡了。但若你有機會接近監獄的放封區好好觀察一陣子，也許還有機會一睹如此神乎其技。你絕對不會錯過，因為在那之前將會有一股靜默降臨在重訓區，而熱衷健身的每個人都認得那些大師的模樣，在見到他們走向單槓時，便不由自主地停下動作來駐足欣賞。大部分的重訓男——尤其是膨風的那種——就只有目瞪口呆、妒賢嫉能的分。單手引體向上的的確確是在各個監獄放封區都被視為只應天上有的絕技。

　　更誇張的是，單手引體向上在監獄裡（特別是西岸的矯正機構）的地位之高，連說要「超越」它都會被認為是邪門異教的荒誕想法。

　　一旦你完成自己有史以來的第一下、任何人都覺得不可思議的單手引體向上後，別得意忘形的尋找新的背肌與肱二頭肌的訓練方式，而應該持續練習，確保你有做好幾下的能力。要能夠做多下單手引體向上是需要常年的投入、天賦的才能與驚人的潛力，更別說要有精瘦的身材，但這確實是辦得到的。然而，一般健美人士卻鮮少有此能力，過度重視不實用的重量訓練與強調肌肉塊頭的發展，讓他們連完成本系列十式中的中級練習都有困難。單手引體向上的終極大師大概非屬印度的比胡提‧納亞克莫屬，他甚至不是以力量見長，而是位武術高手。這位看似低調保守的印度佬最近才打破紀錄，以1分鐘內完成27下完美的單手引體向上而技驚四座。他的驚人神力不假於器材或啞鈴等外物，而是遵循自然法則，藉由引體向上訓練而來。

　　若你能做超過兩三下的單手引體向上，對嘗試其他替代動作又有興趣的話，可以買對吊環來挑戰傳統的體操進階技巧，例如「鐵十字」、「馬爾他十字」或「水平支撐」。這些技巧在你熟練單手引體向上後，會是很有趣味且富挑戰的引體方式，讓你學會更深入的身體控制、靈巧敏捷與超凡的協調能力，而且看起來超級華麗。但你如果單純只想練肌力，那麼單手引體向上就綽綽有餘，是你唯一需要的王牌運動。

延伸變式

　　在尋求引體向上的替代運動時，千萬別落入使用外在負重（例如啞鈴等自由重量器材或背部訓練機器）的泥沼中。外在負重的運動使身體容易受傷，而且訓練出來的力量並不實用，尤其是對拉力肌肉而言。儘管整體肌肉量不比雙腿，但背部可說是人體最複雜的部位。在肌肉學中，背部通常被分成四個部分：脊椎（脊豎肌、腰肌）、闊背肌（背部兩側大塊的肌肉）、上背（大菱形肌、大圓肌、小圓肌、肩胛骨間的中斜方肌、後三角肌等等）、以及上斜方肌（肩頸部的大塊肌肉）。你可以放心，等到你完成本書的引體向上以及下腰運動後，所以這些肌肉都能得到充分的刺激，不再需要額外的訓練。但你如果希望增加變化或是有傷在身而想玩

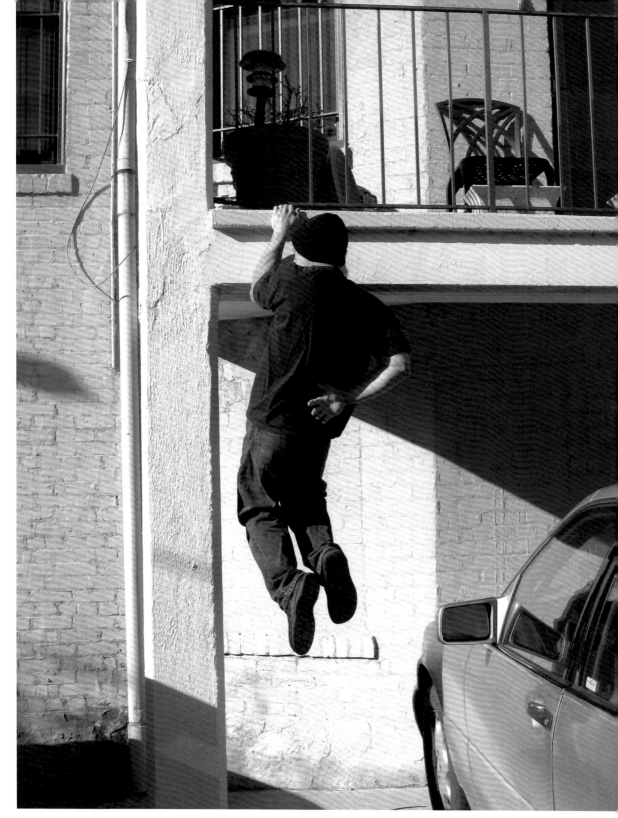

整個城市都是單手引體向上大師的練習場。

點不一樣的背部運動，以下有一些不錯的選擇可供參考。

屈臂伸

屈臂伸通常被視為訓練推力肌肉的運動，也的確對胸大肌與肱三頭肌很有效果，但因為過程中手臂強力向下的動作，使得闊背肌也得到相當程度的鍛鍊。我就還真遇過闊背肌在做屈臂伸後比做引體向上後還要痠痛的人。抓住平行雙槓（或是用兩張椅子代替），雙手伸直撐住全身體重。手肘彎曲，肩膀下壓，直到手肘成直角，停頓1秒後再推回。凳上反屈伸（雙腳抬高置於固定物上）也能鍛鍊闊背肌，但因為並非撐住全身體重，所以效果沒那麼好。

哨兵引體向上

我認為每個做徒手訓練的人都應該針對不同部位各學會一種爆發力訓練，而哨兵引體向上是最棒的選擇之一。跳起抓住單槓，做1下標準引體向上，但不要停在下巴超過單槓的位置，而要繼續上拉，直到上半身超過單槓，雙手完全伸展下壓。這種爆發式的引體向上訓練背肌與肱二頭肌，而相對的下沉動作則是訓練手肘、手腕及前臂。過程中最後的下壓動作與屈臂伸一樣主要鍛鍊了肱三頭肌、胸大肌與闊背肌。身體下沉到手臂完全打直。一開始練習時，你可能需要靠跳躍來輔助完成，但力量越練越大後，跳躍的次數就會減少。有些人稱此運動為「暴力上槓」。我在聖昆丁州立監獄第一次學到這個技巧時，囚犯們稱其為「哨兵引體向上」，不過我從來沒在別的地方聽過這個名稱。我不曉得為何如此命名，但要我猜的話，我會認為是哨兵藉此動作撐起身體來偵查遠方吧！如果我猜錯了，而有人知道正確來源的話，請不吝寫信指教，謝謝。

肘壓撐

這是一項有趣、有效但沒什麼人知道的運動。背躺在地，手肘置於兩側距離身體約幾公分處。上臂與地面垂直，雙腿靠攏，全身肌肉緊繃。接著，手肘用力向下推，以手肘及腳跟撐起身體。一開始可能連離地懸空都有點難，但久而久之你甚至可以練到身體離地15公分之遠。身體必須保持僵直，撐起時只有手肘和腳跟與地面接觸。雙手握拳對完成動作似乎有些幫助。身體緩緩下降，再重複相同步驟。在手肘下放幾條毛巾會比較舒服些。本運動能有效鍛鍊闊背肌與中背，脊椎肌肉也能獲得等長收縮運動。這基本上是划船的動作，但沒有使用外在負重，因為雙手沒有抓東西，只有背肌在抬高身體，所以沒有用到肱二頭肌及前臂。因此在手臂受傷時，這便是個保持背部肌肉強壯的絕佳訓練方式。

拉桿引體

幾百年來，獄中的囚犯都是利用牢房柵欄來做各種引體運動。只要有創意，就能運

用牢裡堅固的欄杆讓全身肌肉進行等長收縮。拉桿引體的變化之多可能足以讓你大吃一驚，我某一本舊的筆記中有個拉桿引體的清單，裡頭記載了不下百種。而拉桿引體也可作為訓練背部的絕佳運動，這裡我就簡短介紹一個訓練背部的方法，包括了幾個很棒的技巧：

「浩克拉桿」：雙手抓住胸前的兩根欄杆，前臂大約與地面平行，雙手指節約距離15公分寬，差不多就是兩根欄杆的間距。雙臂彎曲，身體靠近欄杆，距離只有幾公分遠。這是最有力的監獄引體姿勢。接著使出全力拉，彷彿要把欄杆拉開一樣。除了鍛鍊手臂與肩膀外，更包括背肌與肩胛骨。等你習慣這個姿勢以後，就能以此發揮強大的拉力，如果看到欄杆因此微彎，那就表示你做對了。盡你所能的出力，保持正常呼吸，持續5秒鐘，休息10秒鐘，然後再重複多做5次。

「拉弓拉桿」：雙手抓住一根直立欄杆，一手大約與臉同高，另一手大約與胸同高。手肘微彎，雙臂近乎打直，身體距離欄杆大約三分之二手臂長。接著，比較高的那隻手用力推，同時比較低的那隻手則用力拉，感覺像是拉弓的起步動作。維持這樣的拉推張力約5秒鐘，再迅速變換出力方式，改用比較高的那隻手拉，比較低的那隻手推，一樣維持5秒鐘。接著休息10秒鐘後，雙手位置互換，原本較低的手變高，原本較高的手變低，再重複相同步驟，如此為1組練習。依此方法練習共4組。這種推拉動作所產生的力矩能夠鍛鍊全身，不同的手臂位置則特別鍛鍊到闊背肌。

「十字拉桿」：假設你已經費盡全力練習，背部肌肉都在燃燒發熱了，那就來補上最後一槍吧！雙臂伸開有如大鵬展翅，以此姿勢抓住欄杆，使胸肌貼近柵欄。接著手肘不動，全力向後拉。這種姿勢並不好使力，但是盡量。動作正確的話，你應該可以感覺到背部靠近手臂的小肌群凸起、夾緊並灼燒。這些肌肉正是「後三角肌」，是背肌訓練中相當重要的一環，對肩部的穩定也有很大的影響。盡量收縮背肌，維持此推姿約10秒，然後休息5秒，再重複相同步驟一共5次。十字拉桿是個很棒的結尾運動，儘管會讓人滿身大汗、肌肉痠痛，但是不需要額外器材，做起來也不會花太多時間。

這是針對整個上背相當好的等長收縮拉桿運動。等長收縮雖不能取代徒手體操，但這些技巧提供了一些有趣且實用的變化，就像炎炎夏日的冰鎮茶飲般沁涼。一旦掌握拉桿的竅門後，要再藉由改變雙手握法或調整身體角度來鍛鍊特定肌肉就容易多了。最後你將能夠隨心所欲精準地針對特定肌群做強化訓練。若你並非被關在有鐵欄杆的牢房裡，那就即興發揮，用窗戶欄杆、臥鋪支架、溫熱水管（拿毛巾包著），甚至是門框或有些房間的轉角。如果你不是在獄中，那麼籬笆、柵欄、樓梯扶手等都是不錯的替代選項。

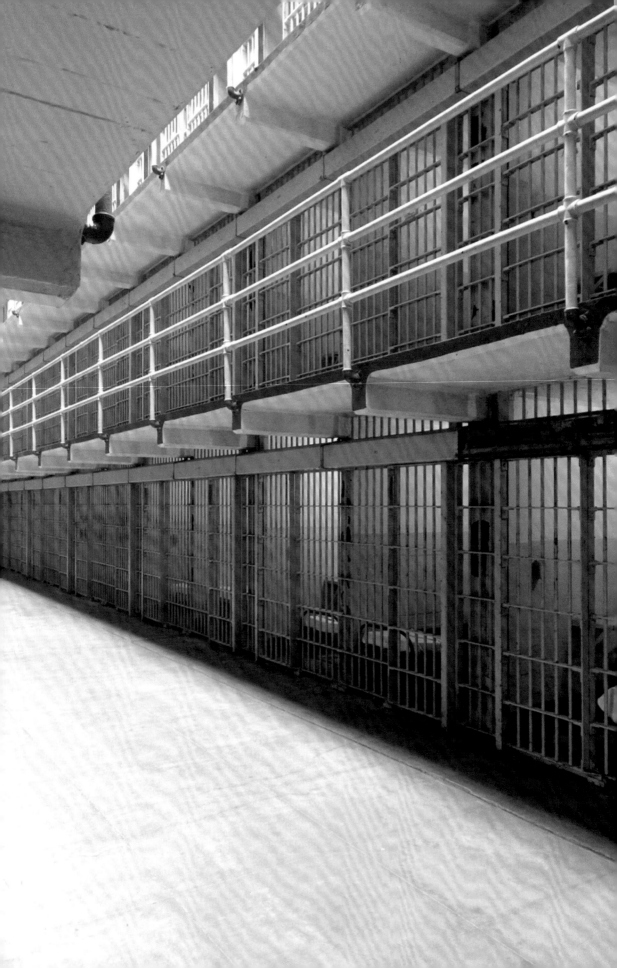

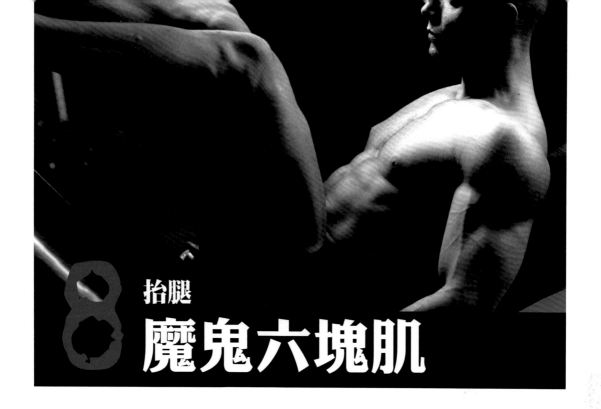

8 抬腿
魔鬼六塊肌

　　過去20年來，最受健身產業關注的肌群莫過於腹直肌，也就是俗稱的「六塊肌」。看看書報攤的健身區，幾乎每本雜誌封面都標榜至少一篇如何形塑腹肌線條的文章。打開電視，各種廣告不斷以相關產品轟炸觀眾，例如號稱「每天只要 4 分鐘，輕鬆打造 6 塊肌」之類的速成神器。

　　容我在此說明我的立場：這些垃圾實在叫人作嘔。對於這些一心追求小巧可愛、輪廓分明的腹肌運動或飲食，我一點興趣也沒有。儘管這整個六塊肌的莫名風潮已經賣出價值數十億的器材、書籍、雜誌、訓練DVD等商品，但我就是瞧不起。我之所以嗤之以鼻，是因為他們悖離當代身體文化，華而不實，只是在販賣媒體所塑造出的完美男子形象，苗條、纖細得像未發育完全的青少年，而非強健粗壯的男子漢。原本該用來從事增能運動的寶貴時間，卻被只能隔靴搔癢的腹肌運動占用，對力量及健康毫無幫助，實在是一大浪費。

　　而這一切竟都只為了虛榮！

何謂魔鬼六塊肌
　　「現代版」的六塊肌是這樣的：一組小小鬆鬆的腹肌和纖細的腰，最好還配上一顆帥氣光頭及小麥膚色。這到底是什麼呀！簡直就跟巴西未成年男妓的腰部一樣，如果那是你愛的，呃，好吧……但我可不想要！

131

腰部可不只是擺好看的而已，還有非常非常重要的功用。讓我告訴你何謂「囚徒版」的腹肌，這可不是兒戲，而是來自地獄嚇死人的魔鬼六塊肌！

魔鬼六塊肌應該是這樣：

- 強而有力的腰部，不只是中間的腹肌，還包括腰部其他所有的肌肉 —— 腹斜肌、腹橫肌、腰肌、肋間肌、後下鋸肌 —— 都受到強力的訓練，精壯的腰部是全身有力的基礎。

- 活力強、彈性佳的腰部及髖部不只能夠給予脊椎扶助，更可增添腿部爆發力，使其在跳、踢、爬或其他體操等動作上都有更好的表現。

- 訓練精良而強壯的腹壁，能夠保護胃部不受傷害，肌肉之強壯甚至能讓對手覺得踢到鐵板。

- 精瘦的肌肉系統，能夠完美的支撐內臟，甚至是呼吸及消化等重要功能都變得更健康有效。

- 厚實、發達到嚇人的腹肌，看起來像是建築磚頭，而非健美模特兒小巧可愛的腹肌。

以上是我認識的囚徒努力健身所追求的目標。如果你只想要六塊小方形，跟小鬼或泳將一樣的腹肌，那麼大可跳過本章，看看電視上的廣告或健身雜誌就好。但若你要的是魔鬼六塊肌，那就繼續讀下去吧！

捲腹及其他現代「瘋」潮

如果你也想擁有上述的那種腰部，首先必須要拋開你對現代腹肌訓練方法的成見。你可能會很驚訝，原來充斥於健身中心與雜誌上的終極現代腹肌運動 —— 捲腹（及其各種變式，例如反向捲腹、扭轉捲腹、上斜捲腹）—— 根本並非以鍛鍊腹肌為目標。

在類固醇盛行之前，舉重選手莫不各個訓練得身懷六塊魔鬼腹肌，追求厚實、粗壯、陽剛的腰部。這些早期的力士們都擁有比現代健美者更優的腹肌，而且整個腰部都很強壯、很實用。此一完美典範可追溯至古希臘時代，當時的運動員從事大量強力扭轉的運動，例如投標槍、擲鐵餅，鍛鍊到腰部兩側的腹斜肌。看看古代的雕像，哪裡有什麼纖纖細腰，都是健壯結實的極品，各個都是勇猛的牛頭犬，不像現在的小灰狗。

捲腹是在健美界的類固醇時期臻至成熟後才大受歡迎。類固醇不僅促進手、胸、

背、腿的肌肉成長，連腹壁及內臟也都會跟著腫大。一般未服藥的選手並不會因為訓練而出現過大的腰圍，但70及80年代服用類固醇者則難以倖免，紛紛冒出難看的啤酒肚，也就是大肚腩。這些傢伙深怕繼續把腹部練得更加粗壯，因此不再以有效的方式直接鍛鍊腹部，「捲腹」於焉誕生。捲腹只是個針對腹部的運動技巧，充其量只能拉緊並微微增強前腹，為在健美比賽中展現身材做準備。對於增進實質的運動能力、肌肉或力量，捲腹是毫無助益的。然而現代健美人士卻完全不在意，他們一心只想縮減人造膨風的腰圍。

不幸的是，現代健美人士被視為美體的楷模，他們的無效腹部訓練於是大行其道，廣為流傳。難怪你在附近的健身房裡都看不到真正的魔鬼六塊肌。

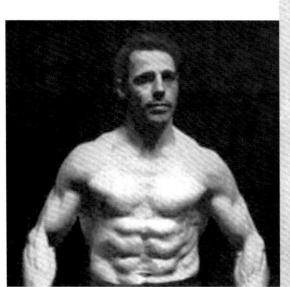
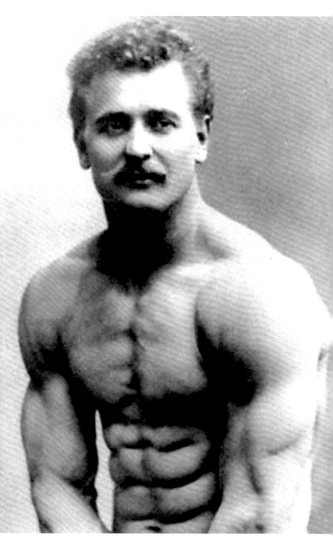

仔細瞧瞧麥克錫克（左圖）及山多（右圖）的腹部，他們驚人的六塊肌是在「捲腹」問世前就鍛鍊出來的。

另一個迷思，則是認為有效鍛鍊腹肌需進行多種運動。也許你曾聽過以下說法：抬舉軀幹的運動能夠鍛鍊上腹部，而抬舉腿臀的運動則能鍛鍊下腹部。任何一個受過訓練的解剖學家都會告訴你：胡扯！人體腹肌一端與胸骨相連，另一端則與骨盆相接。整條肌肉是以平均的方式進行收縮，無論你怎麼嘗試，也沒辦法讓某一端收縮的量大於另一端。就像是拉著一條橡皮筋的兩端，然後試圖讓一端伸展得比另一端多，這是不可能的。橡皮筋會整條平均地伸展，就像肌肉會整條平均地收縮一樣。

當前的健身思維全被六塊肌給綁架了，這又是另一個現代的錯誤觀念。就運動能力及核心力量來說，與其只想著腹肌，應該要想著「中段」或「腰部」才對。人體腰部有數種重要的肌群，而腹直肌只是其中之一。在訓練中段時，別忘了那是所謂「身體中間的部分」，與上身、下盤相連，協調其合力運作。因此，鍛鍊全方位強健腰部最好的方法，決不是靠捲腹或器械等分離式運動，而是將全身各部分統整合一。拳擊、丟擲、推、踢、提舉身體，這些運動合起來能夠刺激腰部肌肉，帶來和諧均衡的發展。

舊式腹肌運動：仰臥起坐與抬腿

中段的肌肉幾乎隨時都在出力保持身體穩定，若非如此，我們早就跌倒了。尤其在做任何費力的動作時，中段肌肉更是賣力發揮。但若你想讓腹部更上層樓，就必須專精於以「一個」主要運動來加以鍛鍊。確實精熟該運動，讓自己越來越強壯，直到腰部展現過人神力，這就是通往地獄級六塊肌的道路！

在1970年前的舊時訓練，互爭「終極中段運動」頭銜的有兩項訓練：仰臥起坐及抬腿。這兩項運動訓練中段的方式很類似，但恰好以相反方向進行：仰臥起坐是腹部收縮以抬起軀幹，抬腿則是腹部收縮以抬起下肢。再次強調，你不需要兩種運動都做，如前所述，腹肌不分所謂上部與下部，也沒有部分收縮這回事。那麼，這兩種經典運動究竟何者勝出呢？

兩種舊式訓練都是效果卓著的運動，但是在獄中，抬腿一直都受到較多人的喜愛，原因有三：

一、懸吊抬腿所需的器材較仰臥起坐少。這點很重要，尤其是對囚犯來說。要做漸進式的仰臥起坐，必須準備可調式仰臥起坐斜板、羅馬椅或可握舉的重量器材，理想狀況則是三者兼備。至於懸吊抬腿，就只要有個地方可以抓握，例如單槓、樹枝或樓梯扶手等等，用心觀察一定都找得到。

二、懸吊抬腿的實用性較仰臥起坐高。仰臥起坐訓練神經系統以髖部為支點將上半身向前推，抬腿則是訓練髖部舉起雙腿。後者的動作自然許多，在運動方面也比較實

用，像是踢、跳、跑、爬等動作就都需要抬腿配合完成。

三、懸吊抬腿訓練的肌群較仰臥起坐多。在身體以懸吊的姿勢進行腹部動作時，需要比做仰臥起坐更多的肌群參與配合，可同時鍛鍊握力、肩部及闊背肌，令圍繞胸腔的後鋸肌使力連結肋骨及中段。而為了保持雙腿伸直，股四頭肌的深層肌肉在抬腿中也須使力配合。

因此，囚徒健身體系納入已知最棒的單一腹部運動——抬腿——為六招之一，想要鍛鍊出最大的腰部力量、靈活性及肌肉，你只需要做好抬腿就夠了。

抬腿系列

大多數有在健身的人對懸吊抬腿應該都不陌生。作法相當簡單，只要抓住高過頭部的單槓，雙腳離地，兩膝鎖緊，雙腿「伸直」、「緩緩」抬起，直到與地面平行。停頓1秒後，雙腿再小心的放下。很簡單吧！

但是一個簡單的運動，並不表示就很容易。儘管這項經典的腰部運動一點也複雜，卻是相當的困難，需要鋼鐵般的腹肌、非常健壯的髖部、強力的脊椎、精壯的大腿和靈活的大腿後肌與下背。

事實上，能夠以完美伸直的雙腿緩慢完成懸吊抬腿者，其能力已經凌駕眾人之上了，甚至比武術專家或摔角選手等靈活的運動員還高竿。不過別擔心，沒有人要你馬上就熟練這個動作。就和其他五招一樣，你將由淺入深循序練習，逐步鍛鍊出抬腿的能力。你將從起手式坐姿屈膝——一個輕緩鍛鍊腹肌、強化髖部的簡單運動——開始，接著一連四個地板練習，熟練後就進階到懸吊練習，一樣有四個，幫你打造出比99%的運動員都還要強壯的中段，最後你就可以很有自信地挑戰「懸吊直抬腿」了。

你一下捲腹也不需要做，不需要灌藥球，不需要買腹肌器材，不需要做腹部電療，任何其他可悲的現代花招都不需要。

腰部訓練概念

　　要給抬腿系列一個嚴謹的技巧秘訣清單並不容易，因為有些動作差異很大，至少就表面上來看。但我還是可以傳授給大家一些一般腰部訓練的觀念，這些觀念幫助了我的學生建構屬於自己的中段訓練哲學。例如：

- 呼吸具有收縮腹肌以及肋間肌的效果。還記得你上一次笑到肚子痛的經驗嗎？為了使其效果最大化，在抬腿至高點時吐氣、雙腿放下時吸氣，若有必要，可在兩次動作間多喘幾口氣。

- 腹橫肌是位在腰部深處的一層厚實肌肉，像束腹一樣包覆著內臟於定位。若是腹橫肌過於單薄，在承受壓力時就有斷裂的風險，導致腸道外流，也就是疝氣。你可以藉由腹部運動時緊縮腹部來訓練腹橫肌，隨時記得縮緊小腹保持儀態也是個不錯的訓練方式。

- 有人宣稱抬腿會使背痛加劇，但只要你動作緩慢，其實並不會發生。有時這樣的疼痛其實是肌力不均衡所導致，也就是腹部比下背要有力。若要改善肌力不均衡的狀況，可以在訓練課程中加入脊肌運動，例如深蹲或下腰都有幫助。

- 確認胃裡的食物在進行腹部運動前已經消化完畢。進餐時間與腹肌訓練至少間隔兩小時，否則容易胃脹，使運動效果大打折扣。

- 如果你覺得抬腿時雙腿要伸直很困難，問題也許出在大腿後肌過於緊繃，運動前先加以伸展應該就可以獲得改善。

- 大量的仰臥起坐能夠鍛鍊出細條分明的腹肌——無稽之談！清楚的肌肉輪廓來自於缺少脂肪的精瘦。而全身脂肪是等比例的減少，無法經由過度操練減少某個部位的脂肪，所以別白費力氣了。

- 想要一塊塊的腹肌，就別執著於高次數的訓練。跟著抬腿運動循序漸進，一步步使腹肌變強壯，再搭配低脂飲食，線條自然就會跑出來了。

- 現代腹部訓練包括多種分離式運動，例如側捲腹、滑輪轉體，用意在「從各個角度」來鍛鍊腹肌。這些精細的運動對健身無益，甚至對腹部也沒有作用。腰部全面性的發展靠的是多樣漸進式的「全身」運動。想要擁有良好的中段，就忘了這些塞牙縫都不夠的運動，全力投入熟練六招吧！

- 有些健美人士深信使用不掛槓片的槓鈴或掃帚來做高次數的轉體運動，能夠減少腰圍，這又是一個迷思。一般的過度訓練（例如一週4次馬拉松）會讓全身的贅肉流失，但針對性的運動並不會減少特

定部位的贅肉，無論你做再多下都一樣，這只會讓你的脊椎不舒服而已。

● 在動作低點時藉由「搖晃」增加動量會使抬腿變得容易許多，但這絕不是你所需要的。若你無法靠自己的力量完成動作，就先回到前幾式去多加練習，直到肌力足夠做出標準的動作為止。

說了一堆理論，該是實際操作的時候了。接下來請看抬腿十式。

STEP 1 坐姿屈膝

分解動作	坐在椅子或床鋪的邊緣，微微後傾，雙手抓住邊緣，兩腿伸直，兩腳靠攏，腳跟離地幾公分，此為準備動作（左圖）。兩膝平緩朝身體提起，直到距離胸口大約15至25公分。提膝時吐氣，動作完成時，氣應該完全吐光，同時腹肌緊緊收縮，此為結束動作（右圖）。停頓1秒後再以相反方向進行以上步驟，回到準備動作。伸腿時吸氣，雙腳上下移動的軌跡應成一直線，並保持懸空直到整組次數完成。腹部隨時保持收緊，屏除加快速度的念頭。就跟其他的腰部運度一樣，必要時在前後次數間可多喘幾口氣。
深入解說	對初學者來說，坐姿屈膝是相當理想的腹部運動，能夠培養良好的脊椎姿勢、鍛鍊腹肌與強化髖屈肌。對大部分人來說也相當容易操作，因此，是為後續的腹部運動展開標準技巧訓練的大好機會。幾個須牢記的重點包括：動作平緩、呼吸節奏正確、腹肌保持緊縮。
訓練目標	● 初級：1組，每組10下。 ● 中級：2組，每組25下。 ● 高級：3組，每組40下。
精益求精	本式的準備動作（雙腳伸直）與結束動作（兩膝提起）難度相當，若要降低難度，可先縮小屈膝的幅度於兩端之間，隨著腰力增加再逐步擴大幅度至符合標準為止。

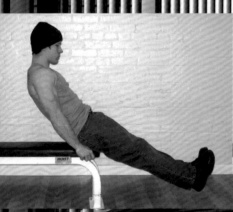
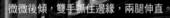

微微後傾，雙手抓住邊緣，兩腿伸直。

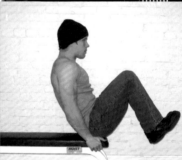

動作完成時，氣應該完全吐光。

STEP 2　仰臥提膝

分解動作

　　仰臥在地，雙腿靠攏，雙手貼在身體兩側。膝蓋彎曲成直角，雙腳離地3至5公分。雙手用力按壓地面可幫助身體穩定，此為準備動作（左圖）。接著，兩膝平穩提至髖部上方，使大腿與地面垂直，小腿與地面平行。過程中保持膝蓋成直角，同時緩緩吐氣，腹肌緊縮，此為結束動作（右圖）。停頓1秒，再以相反方向進行以上步驟，雙腳緩緩放下，同時吸氣回到準備動作。注意在動作開始後，必須隨時保持雙腳懸空離地。

深入解說

　　本式延續「坐姿屈膝」，更進一步強化腰部，訓練脊肌、腹肌、腹斜肌以及腹橫肌，使其互相協調運作。大腿前側的肌肉亦獲得鍛鍊。採用臥姿以增加髖屈肌的運動，為抬腿系列接下來強度更高的地板及懸吊運動做好準備。

訓練目標

- 初級：1組，每組10下。
- 中級：2組，每組20下。
- 高級：3組，每組35下。

精益求精

　　本式最困難的部分在於過程中雙腿須一直保持懸空離地。若是有困難，兩腳可以在回到準備動作時回到地面。當肌力增加後，開始嘗試兩腳懸空離地，即便是一兩下也沒關係，剩下的次數再以兩腳回到地面的方式做完即可。繼續練習，並持續增加兩腳懸空離地的次數。

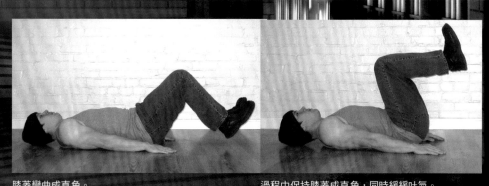

膝蓋彎曲成直角。　　　　　　　　　　　過程中保持膝蓋成直角，同時緩緩吐氣。

STEP 3　仰臥屈抬腿

分解動作	仰臥在地，雙腿靠攏伸直，兩手平貼地面於身體兩側。雙腿抬起，膝蓋稍微下彎45°，兩腳離地約3至5公分，此為準備動作（左圖）。本式向心運動的部分包括雙腿平穩抬起直到兩腳位於骨盆上方，大約歷時1至2秒（右圖）。過程中膝蓋的角度不變，保持固定姿勢，雙手用力下壓則可協助身體穩定。在頂端停頓1秒，再進行反向動作。回到準備動作後也停頓1秒，再重複相同步驟。兩腳抬起時吐氣，放下時吸氣。腹肌隨時保持收縮，兩腳務必懸空離地。
深入解說	本式為「仰臥提膝」的進階，透過膝蓋伸展使兩腳距離軀幹更遠，在槓桿原理的作用下增加本練習的難度，提高對髖部、腰肌及腹肌所受的壓力，使其更有力。
訓練目標	● **初級**：1組，每組10下。 ● **中級**：2組，每組15下。 ● **高級**：3組，每組30下。
精益求精	「仰臥提膝」要求屈膝90°，「仰臥屈抬腿」則要求屈膝45°。彎曲的角度越小，力臂越大，運動難度就越高。若你達不到初級目標，可增加膝蓋彎曲的角度至將近90°。慢慢變強壯後，再開始把腿一點一點地伸直，直至達到45°的標準。

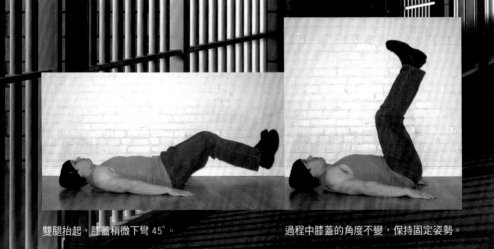

雙腿抬起，膝蓋稍微下彎45°。　　　　　　　　　過程中膝蓋的角度不變，保持固定姿勢。

分解動作	重複前一式「仰臥屈抬腿」的向心動作，但原本在高點停頓1秒的動作（左頁右圖），改成雙腿向上完全伸直。注意必須是完全伸直，與地面垂直，也就是雙腿與上半身成直角，此為結束動作（左圖）。這兩段動作都須持續吐氣。一般的腹部運動到此應該要開始進行反向動作，但本式不同。由於地心引力的關係，肌肉在進行離心運動時特別費力，因此會變得更強壯，蛙抬腿的特點正是如此。雙腿完全伸直，慢慢下降（右上圖），直到離地面約3至5公分（右下圖）。大多數的運動都要分別花2秒往上、2秒往下，但本式下降的部分則要花4秒，以增加身體向心運動的效果。雙腿緩慢下降時一邊吸氣，最後再繼續重複相同步驟。
深入解說	不論是仰臥或懸吊的姿勢，從「屈膝抬腿」到「伸直抬腿」的轉換都是一大挑戰，需要更多的延展肌力。而蛙抬腿正好可幫助練習者跨越這道難關，因為其動作所鍛鍊的大腿後肌及背肌的延展肌力，正是伸直抬腿所需，所以蛙抬腿可說是扮演著兩種抬腿之間理想的過度橋梁。遺憾的是，蛙抬腿並不為健身大眾所熟知，在60年代捲腹盛行、抬腿沒落後，似乎就漸漸消逝了。
訓練目標	● 初級：1組，每組8下。 ● 中級：2組，每組15下。 ● 高級：3組，每組25下。
精益求精	若你覺得本式有點困難，先縮小下降幅度，也就是集中動作在雙腿懸空的上半部。當你越來越強壯後，再慢慢增加下降幅度，直到能做全幅的動作。

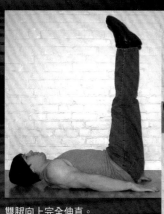

雙腿向上完全伸直。

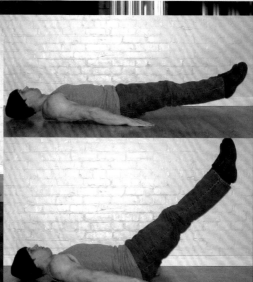

雙腿完全伸直，慢慢下降……

……直到離地面約3至5公分。

STEP 5 仰臥直抬腿

分解動作	仰臥在地，雙腿伸直，兩腳靠攏抬起離地約3至5公分，兩手置於身體兩側，用力下壓有助於保持身體穩定，此為準備動作（左圖）。膝蓋保持固定姿勢，雙腳抬起直到骨盆正上方，同時一邊吐氣，腹肌縮緊。動作平緩的話，應該至少要花2秒，千萬別猛然抬舉。雙腿與上半身應成直角，此為結束動作（右圖）。停頓1秒，再繼續重複相同步驟。注意膝蓋須隨時保持固定姿勢，腳跟在完成一組的次數前也不可落地。
深入解說	本式在軍事訓練營或武術學校等地都相當受歡迎，被用來增進腹部及髖部的肌力與耐力，同時改善其功能性及柔軟度。如果膝蓋微彎、兩腳猛抬，動作會變得容易許多，讓人有輕鬆的錯覺，但卻會使其在力量與健身方面的效果大打折扣。
訓練目標	● 初級：1組，每組5下。 ● 中級：2組，每組10下。 ● 高級：2組，每組20下。
精益求精	膝蓋微彎雖可降低難度，但卻連帶喪失雙腳打直為本式所帶來的益處，因此並不鼓勵那麼做。若你無法達到初級標準，建議先回到前一式「仰臥蛙抬腿」，提高升級標準為3組、每組30下，通過後再重新挑戰本式。如果還是有困難，那麼還是保持雙腿打直，但先減少下降幅度，再視情況逐漸增加。

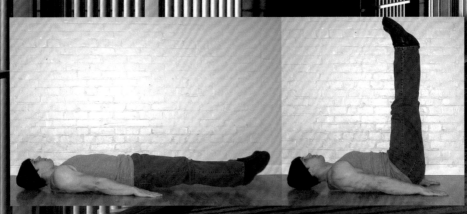

兩手用力下壓有助於保持身體穩定。　　　　　　　膝蓋保持固定姿勢，雙腳抬起直到骨盆正上方。

STEP 6　懸吊提膝

分解動作	跳起抓住單槓，雙手約與肩同寬，雙腳離地幾公分即可，身體成一直線，雙肩務必繃緊（見109頁），此為準備動作（左圖）。雙膝平緩提起至與骨盆同高，並且成直角，大腿則與地面平行，一邊動作一邊吐氣，腹部隨時縮緊，此為結束動作（右圖）。停頓1秒，然後一邊吸氣一邊進行反向動作，直到身體完全伸展，再繼續重複相同步驟。
深入解說	從本式起，將進入本系列較困難的懸吊動作。練習者在地面上只需抵抗部分的地心引力，但現在開始則需接受全面的挑戰，增加的阻力將可在短時間內大幅強化髖部及腹部的力量。此外，握槓的動作可增加胸腔重要肌群的活動，例如負責中介協調手臂和腹部的後鋸肌及肋間肌。因此，懸掛腹部運動比起利用雙槓或類似器材的腹部運動要有效得多。
訓練目標	● 初級：1組，每組5下。 ● 中級：2組，每組10下。 ● 高級：2組，每組15下。
精益求精	若是無法完成至少5下本式的標準動作，可先專注在結束動作，減少下降的幅度，然後再逐步增加。無論如何，都應避免借助動量，趁早建立平緩的肌力控制，如此將可打造強健的肌肉和肌腱，有助於掌握後續各式動作，而動量則對此毫無助益。

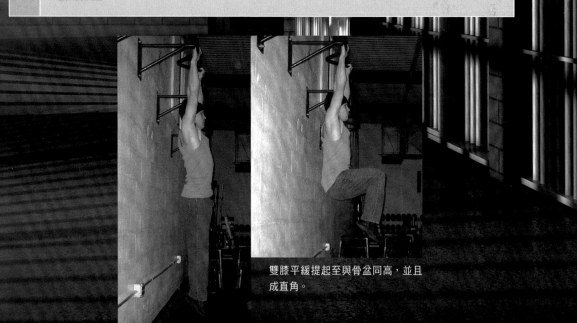

雙膝平緩提起至與骨盆同高，並且成直角。

STEP 7 懸吊屈抬腿

分解動作	跳起抓住單槓，雙手約與肩同寬，雙腳離地，身體成一直線，雙肩務必繃緊。膝蓋彎曲，直到與雙腿打直時相差45°，兩腳置於身體後方幾公分處，此為準備動作（左圖）。接著髖關節彎曲，雙腿平緩抬起，直到兩腳與骨盆平行相對此為結束動作（右圖）。停頓1秒後，進行反向動作，再繼續重複相同步驟。注意只有髖關節移動，兩膝角度姿勢則固定不動。抬腿時吐氣，下降時吸氣，腹肌保持縮緊。
深入解說	「懸吊屈抬腿」是比「懸吊提膝」難度更高的延伸。懸吊提膝時，兩膝是彎曲90°，而懸吊屈抬腿則是彎曲45°。增加的力臂使本式成為此系列目前為止最困難的一式，對腹部的鍛鍊相對可觀。腹肌、腰肌、後鋸肌及髖屈肌都將一併變強壯。
訓練目標	● 初級：1組，每組5下。 ● 中級：2組，每組10下。 ● 高級：2組，每組15下。
精益求精	一開始可能會覺得動作中膝關節角度固定保持不動很困難，很容易在雙腿下降時不自覺地伸直。盡量避免這樣的動作，否則在重新調整回正確的角度時，移動的雙腳將引發動量，造成身體搖晃。若一開始操作本式有困難，可增加膝關節彎曲的角度從45°到接近90°。當你越練越有力之後，再逐步減少彎曲的角度回到45°。

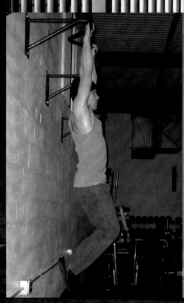

膝蓋彎曲，直到與雙腿打直時相差45°。　　只有髖關節移動，兩膝角度姿勢則固定不動。

分解動作	本式的準備動作與第七式「懸吊屈抬腿」完全相同（左頁左圖），抬腿的動作也一樣，但當兩腳與骨盆平行相對時（左頁右圖），雙腿向前完全伸直與地面平行，上下半身成直角（左圖）。停頓1秒，但接著不進行反向動作，而是雙腿伸直緩緩放下（中圖），最後身體完全伸展成一直線（右圖），再回到準備動作，繼續重複相同步驟完成所需次數。抬腿時吐氣，下降時吸氣，腹肌隨時保持縮緊。
深入解說	懸吊蛙抬腿的重點是因為力學及槓桿作用的關係，所以結束動作及離心（下降）運動階段比準備動作及向心（抬高）運動階段要來得容易。認真練習本式，將可比其他方式更快速的增加力量及彈性，讓你有更充分的準備迎接直抬腿的練習，挑戰本系列的最後兩式。
訓練目標	● **初級**：1組，每組5下。 ● **中級**：2組，每組10下。 ● **高級**：2組，每組15下。
精益求精	若能達到懸吊屈抬腿的升級標準，則5下的懸吊蛙抬腿應該也是在能力所及的範圍內。如果從屈抬腿進階到蛙抬腿有困難的話，問題通常出在不夠柔軟而非缺乏肌力，可在練習本式前先向前彎腰幾分鐘來伸展下背及大腿後肌，即可解決。

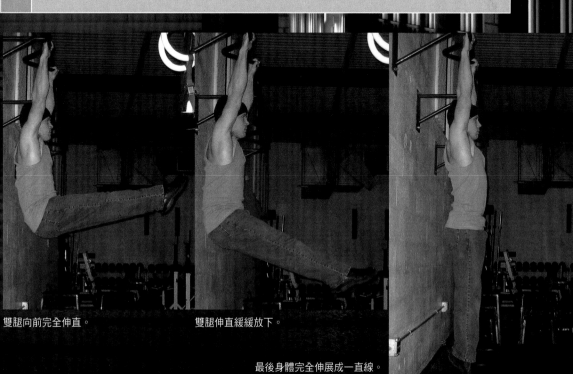

雙腿向前完全伸直。　　　　　　　雙腿伸直緩緩放下。

最後身體完全伸展成一直線。

STEP 9　懸吊半抬腿

分解動作	懸吊在單槓上，兩腳離地，身體成一直線。雙肩繃緊，雙腿伸直抬起成45°並撐住，此為準備動作（左圖）。兩膝打直固定，雙腿緩緩抬起直到與地面平行，此為結束動作（右圖）。停頓1秒後，雙腿再緩緩下降回到45°的位置，然後再重複相同步驟。雙腿抬起時吐氣，下降時吸氣，腹肌保持縮緊。
深入解說	兩膝打直不靠任何動量的「懸吊直抬腿」是難度相當高的運動，500位認真的健身人士可以成功達成的幾乎不到1人。困難點之一在於從身體筆直到成折刀直角的大幅度動作。一旦鍛鍊出雙腿水平打直所需的肌力及柔軟度（歸功於懸吊蛙抬腿的練習），即可以此為根基來練習「懸吊半抬腿」，除去下半幅度的動作，而加強上半幅度的難度。
訓練目標	● 初級：1組，每組5下。 ● 中級：2組，每組10下。 ● 高級：2組，每組15下。
精益求精	若已達到「懸吊蛙抬腿」的升級標準，表示能夠做到撐住雙腿水平打直這個進階動作（右圖）。但若還是覺得「懸吊半抬腿」太難，肯定是由於抬腿的幅度超出肌力所能負荷。那麼就先做到結束動作，然後減少雙腿下降的幅度，一開始就算只下降幾公分也沒關係。隨著肌力增加後，即可逐步擴大幅度到標準的45°。

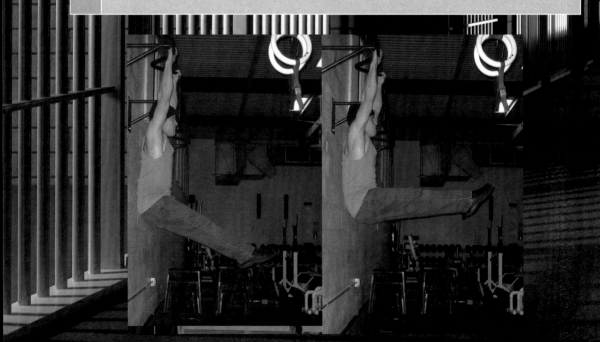

雙腿伸直抬起成 45° 並撐住。　　　　　　　雙腿緩緩抬起直到與地面平行。

懸吊直抬腿

分解動作	現在你應該很清楚訓練流程了！雙腳離地抓住單槓，身體成一直線，雙手約與肩同寬，雙肩繃緊，此為準備動作（左圖）。雙腿平緩抬起直到與地面平行（至少花2秒），同時一邊吐氣，盡可能將氣吐光，使腹肌完全縮緊，此為結束動作（右圖）。同頓1秒，再花至少2秒反向回到準備動作，同時一邊吸氣。即使是在準備動作時，全身肌肉也都要收縮，雙腳隨時打直，並且避免動量慣性干擾，完全使用肌力控制。
深入解說	根據上述分解動作嚴格操作的「懸吊直抬腿」絕對是現存最全面的腰部運動，捲腹、機械器材、負重仰臥起坐等完全不是其對手。等你練到能夠做20下完美的「懸吊直抬腿」時，你將擁有強而有力且柔軟的腰部，你的腹斜肌、後鋸肌、腹橫肌及肋間肌都將被雕塑出漂亮分明的線條，腹肌則將如鐵板堅固，成為實實在在的魔果六塊肌！
訓練目標	● 初級：1組，每組5下。 ● 中級：2組，每組10下。 ● 高級：2組，每組30下。
精益求精	當你開始練習「懸吊直抬腿」時，應該已經熟練「懸吊半抬腿」了，若非如此，則應回到上一式繼續練習。確定已經熟練半抬腿後，你所需要做的就只是逐次慢慢增加雙腿下降的幅度，每次一點點就行，積少成多之下，你將不知不覺練成本式。

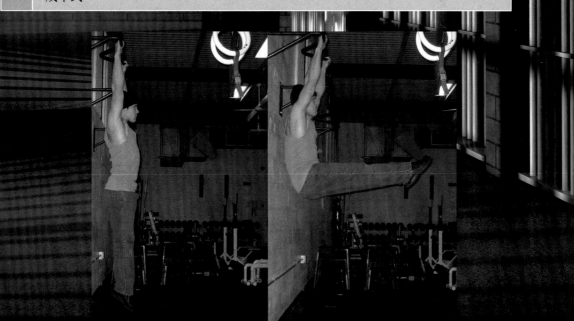

抬腿系列

第1式	坐姿屈膝 p138	練到40下×3組後 進入第2式
第2式	仰臥提膝 p139	練到35下×3組後 進入第3式
第3式	仰臥屈抬腿 p140	練到30下×3組後 進入第4式
第4式	仰臥蛙抬腿 p141	練到25下×3組後 進入第5式
第5式	仰臥直抬腿 p142	練到20下×2組後 進入第6式

升級進度表

第6式	懸吊提膝 p143	練到 15 下 ×2 組後 進入第 7 式
第7式	懸吊屈抬腿 p144	練到 15 下 ×2 組後 進入第 8 式
第8式	懸吊蛙抬腿 p145	練到 15 下 ×2 組後 進入第 9 式
第9式	懸吊半抬腿 p146	練到 15 下 ×2 組後 進入終極式
終極式	懸吊直抬腿 p147	直到可以 30 下 ×2 組

超越顛峰

　　抬腿系列對大多數健身人士，甚至是進步神速的天才運動員來說，皆為有效的腰部運動提供了非常大的發展空間。本招的各式運動皆可根據「延伸變式」之提示加以變化，成為數十種不同的運動，讓你在很長的一段時間內能夠不斷變強壯。當你熟練終極式「懸吊直抬腿」後，你將擁有驚人的魔鬼六塊肌。接著，你可以試著增加份量，提高每組次數到例如大於50次，這是非常駭人的目標，但也不無可能。

　　一般人應該要為此成就感到無比驕傲，就算訓練從此停留在這個動作上，也絕非丟臉的事，畢竟比起一般健身房裡的傢伙，這樣的成就已經領先數以光年計了吧！即便如此，可能還是有部分的人想要繼續精進。若你是這類菁英中的一員，我建議可以嘗試以最強大的腹部訓練為目標：V字抬腿。

　　V字抬腿在健身房裡可說是難得一見，大概只有偶而遇到武術專家露一手時才得以一窺究竟，例如李小龍就相當鍾愛V字抬腿。不過其實這算是體操選手的專業範圍，需要相當程度的肌力、神經活性、協調力與柔軟度，只有經過數年嚴格、漸進的中段訓練，佐以最艱難、最有效的技巧才能達到如此境界。

　　典型的抬腿運動是將雙腿抬高90°，使其與上半身垂直。而V字抬腿則是將伸直的雙腿抬得更高，使其與上半身的夾角更小，形成英文字母「V」的形狀，故名「V字抬腿」。聽起來好像挺簡單的，但實際嘗試看看，你就會發現一點也不容易。V字抬腿需要能夠強力收縮的大塊腹肌，並配合強壯的髖部。此外，若沒有柔Q的脊椎、臀肌及股二頭肌，想要做出V字抬腿也是緣木求魚。

　　在嘗試V字抬腿前，務必先達到「懸吊直抬腿」的優級標準。達到標準後，若你真的想進一步挑戰，則先持續抬腿訓練，然後選在不同天當腹部與腰部肌肉都精力充沛時來練V字抬腿。首先進行熱身與前彎柔軟運動，接著從坐姿開始練習。以雙手及臀部支撐身體，雙腿盡可能抬高遠離地面，直到大腿靠近胸口成V字形，身體後傾沒關係。因為臀部及腹部還不習慣如此強力的收縮，所以一開始會相當困難。而就跟其他的中段運動一樣，務必使用肌力來控制動作，藉助動量只會削弱練習效果。完成這個動作後，就開始增加次數到大約20下。當你能夠以後傾的姿勢完成20下後，再開始以更困難的上半身保持直立的姿勢練習。等到你能夠以此姿勢完成20下時，你已習慣困難的V形姿勢，就可以接著練習更大幅度的抬腿動作了。

　　在身體兩側各擺一張椅子，抓住椅背將身體撐直，雙腿伸直於前方地面，以此姿勢操作V字抬腿。因為椅子的高度不夠，所以雙腿顯然無法筆直懸吊，但這樣的進階練習

可讓你擴大抬腿的幅度。兩腳慢慢抬離地面，雙腿保持伸直，抬高超過水平直到成V字形。一樣練習做到20下。

一旦熟練這樣的動作幅度後，就可以嘗試在單槓上做全幅的V字抬腿了。

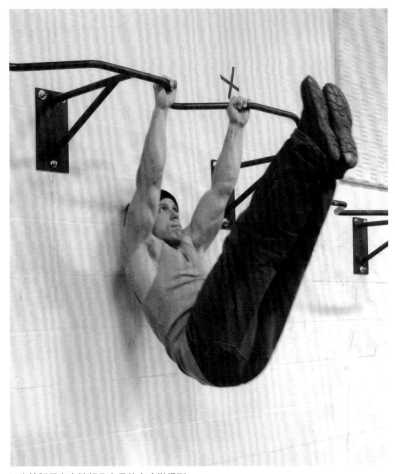

Ｖ字抬腿只有身懷超凡力量的人才辦得到。

延伸變式

現在在書報攤上看到的每本健身雜誌幾乎都標榜內含幾頁「腹肌訓練專題」，這些文章通常充斥著一些最無效的腰部運動，也就是「捲腹」及其變式，包括反向捲腹、扭轉捲腹、上斜捲副、負重捲腹、藥球捲腹、側身捲腹、拉力器捲腹，以及各種不同品牌的捲腹機器。這些基本上都是孤立式的運動，而且效果還真不怎麼樣，完全無法鍛鍊出有實際運動能力的中段，因此忽略它們吧！有些實用的中段運動足夠讓你三不五時加進訓練課程裡操作，不幸的是這些真正實用的運動卻因為歷史悠久，被認為不合時宜而遭只重潮流不重效果的現代健身作家棄若敝屣。以下就是一些值得參考運用的技巧：

仰臥起坐

仰臥起坐是個經典而簡單的運動，能夠鍛鍊整個中段以及髖部。做法為仰臥在地，兩腳勾住固定物，接著髖關節彎曲。仰臥起坐一直為某些人所詬病，認為其對脊椎有害，但其實不然，只要膝關節適度彎曲即可避免運動傷害。也不要把雙手置於頭部後方，否則可能造成頸部韌帶扭傷。相反的，應該雙手握拳置於兩側太陽穴，起身時以手肘碰膝。有些廢文聲稱仰臥起坐對訓練腹肌無效，我敢說寫出這些無稽之談的作者肯定自己沒做過仰臥起坐。只消做個幾百下，隔天從胸骨到骨盆間的腹部絕對會痠痛到不行。仰臥起坐真正的缺點在於練習者可以很快適應，因此為了強化訓練，人們往往必須增加額外負重。如果你不想使用額外的負重器材，你隨時可以試試仰臥起坐各種更困難的變式，例如楊達式仰臥起坐、上協仰臥起坐以及羅馬椅仰臥起坐。

楊達式仰臥起坐

本式是以其發明者捷克生理學家楊達博士命名。動作基本上和一般的仰臥起坐完全相同，差別在於過程中腳底須用力朝地面下壓，同時盡量收縮臀肌及大腿後肌，越緊越好。其所根據的理論宣稱以此方式操作仰臥起坐，可將與臀肌及大腿後肌相對的髖屈肌排除在外，也就是所謂的「交替抑制」，其理論支持者認為若是臀肌及大腿後肌收縮，則可抑制髖屈肌收縮，而將阻力轉移至腹肌，使其鍛鍊得更強壯。我對此理論則是抱持相當懷疑的態度。首先，收縮一側的肌肉並不必然能夠避免另一側的肌肉收縮，「倫巴德悖論」就是個好例子（見80頁）。其次，為什麼不讓髖屈肌作用呢？腹肌與髖屈肌原本就是一起協調運作，若試圖針對其中一部分作訓練而忽略另一部分，那實在是自找麻煩。儘管如此，楊達式仰臥起坐仍舊是個不錯的額外訓練方式，不是因為其標榜的交替抑制，而是因為其等長收縮能夠使身體中段獲得比一般仰臥起坐強度更高的鍛鍊。如果你能做超過50下標準的仰臥起坐，那就試試看楊達式吧！

上斜仰臥起坐

「上斜仰臥起坐」需要一塊一端能夠升高的斜板或平台，兩腳以帶子固定，躺在

上面做仰臥起坐。隨著肌力增加而逐漸擴大傾斜角度，藉此使腹部需抵抗更強的地心引力。如果有辦法將斜板固定在高處，甚至可以一直練習到身體幾乎與地面垂直。

羅馬椅仰臥起坐

羅馬椅的訓練強度比上斜仰臥起坐更高。羅馬椅的設計可勾住雙腿並支撐大腿，讓練習者能夠以上半身或髖部不受支撐的姿勢後仰懸空。而以此姿勢操作仰臥起坐表示身體中段必須施展更多力量來控制上半身在下降時保持固定，甚至可以繼續後仰，超過一般或上斜仰臥起坐，藉此增加運動幅度。在1930至1950年間的美國健身黃金時期，羅馬椅仰臥起坐相當盛行。看看當時的照片，你會發現像是「小天使」科澤斯基或李奧・羅伯特等健美選手都有完美絕佳的腹肌，比現代靠藥物刺激的健美冠軍還要結實有形。本式通常需要特殊器材輔助，但並非必需。在獄中，我們通常就坐在一般的椅子上，兩腳由另一人幫忙壓住，身體後仰。我甚至還在貧民區看過有人跳起來用腳勾住籃框做羅馬椅仰臥起坐呢！雖然我並不推薦那麼做，不過這的確告訴我們「有志者，事竟成」，只要你有心，整個城市都是你的健身房。

轉體仰臥起坐

本式作法基本上與一般仰臥起坐相同，但在挺起身體時需轉動腰部，依次輪流使手肘與對側膝蓋相碰。很多健身人士（包括拳擊手等一些理應比較內行的人）做此運動，目的在強化腰側的腹斜肌，不幸的是轉體仰臥起坐並不需要太多的力量即可完成，因此這個變化動作跟一般仰臥起坐的效果其實差異不大。前蘇聯的健身專家在數十年前察覺到這一點，於是發明了一項效果高出許多的轉體運動來鍛鍊腰部肌肉：俄式轉體。

俄式轉體

以羅馬椅固定，或是成任何上半身保持懸空水平的姿勢，微微挺起，雙臂伸直，手握負重器材（一般人在健身房裡是用20公斤的槓片，不過我們在監獄裡則是雙手各拿一本厚書或一罐水瓶），從左轉到右，雙臂（以及腰部）大概是從10點鐘方向轉到2點鐘方向。如果你做對了，腹部側邊的肌肉會開始產生爆裂感，因此很容易判斷。俄式轉體很難以漸進式方法練習，但偶爾加入訓練課程倒是可以增添一些樂趣。

L型撐體

雙腿向前伸直坐在地上，雙臂置於身體兩側，兩手用力下壓撐起，使臀部及雙腿完全懸空，保持雙腿與上半身成直角。要能夠撐起身體離地懸空，須具備有力的闊背肌與手臂，且腹肌、髖部與大腿皆須用力收縮，否則雙腿將下垂著地。本式與「懸吊直抬腿」的結束動作相似，但由於沒有額外的身體動作，因此對腹肌的訓練效果較差，而缺少懸吊的姿勢表示胸腔及腹鋸肌的鍛鍊也比較少。不過這還是一項有趣的練習就是了。

藥球運動

　　早期的運動員大量使用藥球做腰部訓練，但現在卻被視為是恐龍時代的方法，真的是很可惜。傳接沉重的球能夠鍛鍊身體中段的深層肌肉，像是橫膈肌與胸橫肌。而為了接球或保護內臟免受撞擊，腹肌則必須快而有力的收縮。你不必選用很重的藥球，只要丟得夠大力，用籃球也行。你甚至可以一個人練習，利用牆壁反彈接球即可。

側身抬腿

　　側躺在地，雙腳伸直，抬起上方的腳越高越好，理想狀況是成90°，不過剛開始應該非常困難，除非你擅長滑雪或武術，否則髖部側邊的肌力通常相當薄弱。當你能夠做到50下後，試試看站著做，難度會更高。另一個替代技巧「左右屈體」是採負重的方式進行，在頸後握撐槓鈴或單手握舉啞鈴，但我並不建議在做左右屈體時增加額外的負重，這只會增加脊椎骨下部受傷的風險。現代健身書籍往往推薦側身腰部運動，例如各種單邊捲腹及轉體運動。事實上，抬腿系列的運動便以鍛鍊到整個腰部，包括腹斜肌，使髖部變強壯。若你已認真練習抬腿十式，實在不需要再做額外的側身運動。但如果你真的很想針對這個部位做強化練習，那麼就忘了其他變式，慢慢練下一式「轉體抬腿」吧！

轉體抬腿

　　本式是訓練身體側邊的終極專業運動，身體不夠強壯的話是很難辦的到。在練習本式前，先循序練完抬腿十式，然後練「側身抬腿」。接著，身體懸吊在單槓上，雙腿伸直抬起至最高點時，臀部的一側向前推，骨盆同時盡量向上轉動，最後以反向動作回到原本姿勢，再以同樣方式練習另外一側。當你能夠做完一組這樣的練習時，效果將比1,000下的側身捲腹或掃帚轉體還要好，能夠使你的腹斜肌突出形成人魚線，增進所有轉體運動能力，讓你擁有強大駭人的扭力。這都得歸功於轉體抬腿高強度、高刺激的動作。俗話說：「燈草心打鼓──不響。」得拿對鼓槌用力敲下去，方可一鳴驚人。肌肉細胞也是一樣的道理，如果只是使其反覆收縮，是絕對產生不了什麼效果，不可能變結實強壯的。這就是為什麼腹肌電療這種小玩意兒一點用處也沒有，充其量只是讓肌肉不斷收縮罷了。你要做的是刺激肌肉，強迫那些難搞的細胞做出反應。跳起來抓住單槓開始抬腿，拿起鼓槌用力敲下去吧！

訓練筆記

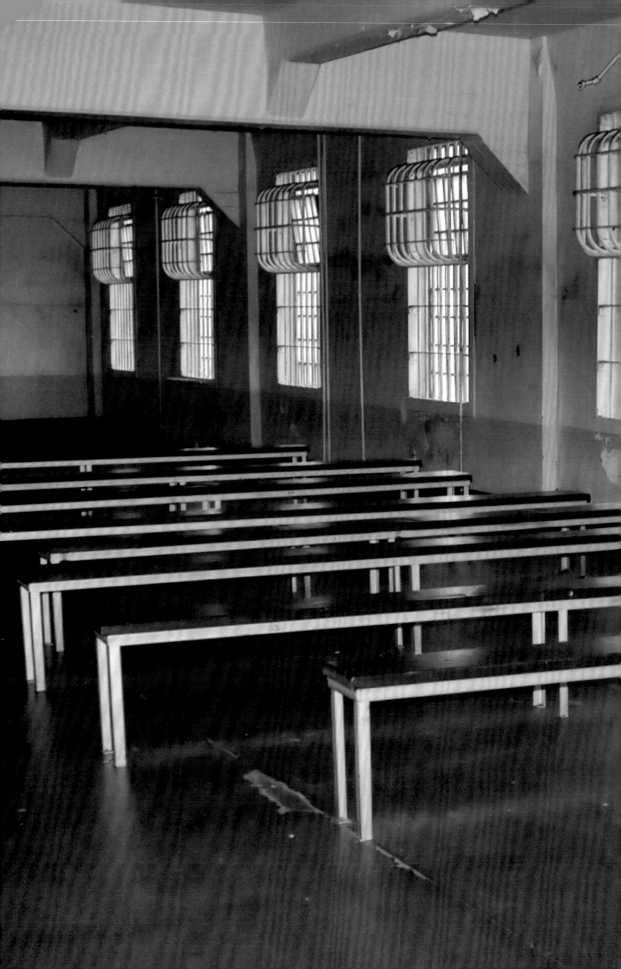

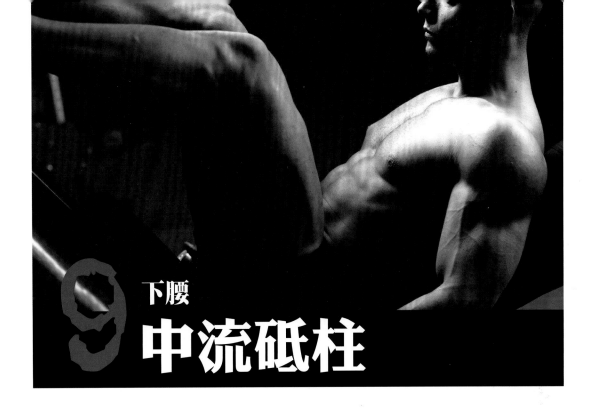

9 下腰
中流砥柱

　　如果要我講一個世界上最重要的力量鍛鍊運動，那麼肯定非「下腰」莫屬，其他的練習都無法望其項背。

　　「深蹲」打造粗壯的雙腿、「伏地挺身」鍛鍊胸肌、「引體向上」則給你結實的闊背肌及肱二頭肌，諸如此類。只要操作得當，很多運動都能幫助你發展出大塊、驚人的肌肉。數以百計膚淺、浮誇的健身書籍都在教人們如何練出可以賣弄的大肌肉，但是「下腰」，這一門訓練脊椎肌肉，使其具有鋼鐵神力及柔軟彈性的藝術卻鮮少被提及。你在健身房裡絕對看不到有人在做下腰，健身作家也不會浪費筆墨在這古老的運動上，而是把焦點放在手臂、腹肌及身體軀幹訓練。事實上，只有極少數運動員知道如何正確練習「下腰」，這簡直就讓「下腰」成了一種秘技。

　　何以至此？主要可歸咎於現代「重看不重用」的風氣。現代人幾乎都被健美哲學洗腦，不再轉過身來展現自己的脊椎肌肉，而只在乎手臂的粗細。當一堆健身咖聚在一起談論肌肉時，第一個問題往往就是「你的手臂有多粗」，而不是「你的脊椎肌肉有多壯」。

　　這實在是令人遺憾，畢竟脊椎肌肉對於力量及運動能力的重要性，遠比肱二頭肌來得重要。事實上，脊椎肌肉甚至是人體「最重要」的隨意肌，不是其一而已。

脊椎訓練

人體最重要的器官不是肌肉，也不是心臟或肺臟，而是大腦。大腦控制這些次要器官，以及幾乎所有的結構。我們的基礎心理認知也跟大腦的主要功能有關，基本上大腦可以說是我們的一切，一個人如果腦死，就什麼都沒了。

人體第二重要的器官則是「脊髓」，扮演大腦和身體其他部位溝通聯絡的主要橋梁。脊髓是一條纖細但極端複雜的神經通道，從腦幹底部直達身體背部。不管大腦有多健康、多強大，只要脊髓受傷了，大腦便失去與身體的聯繫而無用武之地。大家都還記得飾演超人的影星克里斯多夫·李維吧？他在1995年參加馬術比賽時發生意外，從此全身癱瘓。多虧頭上戴的安全帽，李維的大腦並未受傷，但是脊髓的嚴重損壞，卻讓他的大腦無法再對身體發號司令。

脊髓極其纖弱，若是沒有妥善防護，是非常容易受傷的。即使只是微小的傷害，也會對身體功能造成毀滅性的後果。幸運的是，由於其對健康及生存的無比重要性，因此演化出受到妥善保護的脊柱，一塊塊高密度的骨頭經由強韌的軟骨連結成一條有彈性、像絞鍊似的柱子，將脊髓包覆其中。這一塊塊的骨頭就是「脊椎骨」，軟骨組織則是「椎間盤」，而整根骨頭形成的柱狀物即為「脊柱」。脊柱更進一步受到一連串相連的韌帶以及複雜的深層肌肉所保護，並且控制其運動。基本的脊椎肌肉多達30幾對（礙於篇幅無法在此全數列出並一一介紹，有興趣者可參閱《格雷氏解剖學》），這些肌肉不是各自獨立運作，而是被分作兩組粗壯有力、像蛇一樣的管子附著在脊椎上，被稱為「豎脊肌」。

這些成對的柱狀肌肉是構成脊椎、抵抗外力的第一道防線。簡單來說，它們就像一件由肌肉所構成的厚實束腹，保護脊柱不受意外，預防尖物、鈍器的危險。若從動態方面來說，他們更是控制著脊柱的運動，確保脊椎骨在安全的活動範圍內移動，同時監控所有的脊椎活動。若是沒有豎脊肌，人類將完全無法行走、站立、扭動、或移動身軀，連轉頭都沒辦法。

豎脊肌的重要性無庸置疑，但在它們所協助保護的脊髓面前，也只能相形失色。神經衝動是透過脊髓由上往下傳導，因此受傷部位越高，則後果越嚴重。

- 脊柱下段（腰椎）受損，將導致下肢癱瘓、尿失禁且性無能。
- 脊柱中段（胸椎）受損，將導致患者無法控制軀幹肌群。
- 脊柱前三節（頸椎）受損，將使上肢及肩頸癱瘓，若受傷部位更高，連推動肺部的橫膈膜也將一併癱瘓。

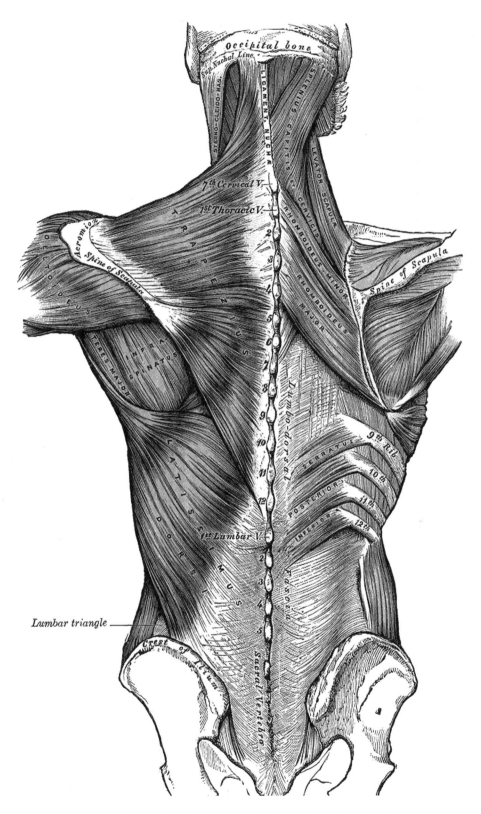

背部肌肉組織的複雜程度由此插圖（出自經典教科書《格雷氏解剖學》）
可見一斑，而「下腰」可鍛鍊圖中所有的肌肉及其肌腱。

除了這些基本的症狀外，脊椎傷害還包括許多副作用，例如：肌肉萎縮、骨質疏鬆、神經病變性疼痛、以及基本生理功能（像是血壓、體溫、心律）失調。更糟糕的是，脊髓的神經結構相當複雜，一旦受損後，幾乎無法自體修復。克里斯多夫·李維摔壞了前兩節頸椎，因此頸部以下的功能幾乎完全喪失。他甚至花了好幾個月的時間日夜接受治療才能不靠呼吸器而短暫地自行呼吸。

脊髓的安全仰賴脊柱的健全，而這主要又得依靠支撐脊柱的韌帶與肌肉系統的健康。一旦脊柱發育完成後，最好的脊髓保健方法就是保持強壯的豎脊肌。

可能除了呼吸、健康飲食和規律睡眠外，你能夠為自己健康做的最重要的事就是花時間訓練及保護脊椎了。就是這麼簡單！

脊椎與運動能力

若你家中有一套用來健身、訓練力量的槓鈴組，剛好可以賣掉，然後改買一塊軟墊來訓練脊椎。我知道這建議聽起來和當前健身文化大相逕庭、甚至有點荒謬，但我可不是在開玩笑。

脊椎就像是汽車傳動裝置中的萬向接頭，任何動作所產生的壓力都要經過它，從頭頸的小動作到美式足球擒抱的大力道都不例外。如果脊椎很單薄，便可能因為這些動作而受到各種傷害，例如痛苦的「椎間盤突出」或壓迫性骨折，甚至可能斷裂滑脫。動作越激烈，脊椎受傷的風險就越高。相反的，脊椎肌肉越強壯，脊椎就能更輕鬆地承受越大的壓力。

脊椎肌肉除了能夠避免運動傷害外，在力量及運動方面亦扮演相當重要的角色。脊椎肌肉十分強壯，從投擲、扭轉、彎曲到抬舉，幾乎所有主要的動作都少不了它。沒有良好健壯的脊椎肌肉，就沒有所謂的力量。不論是捲曲、蹲踞、壓或推，不靠脊椎肌肉是無法控制四肢完成這些動作的。脊椎肌肉更是所有的隨意肌中使用頻率最高的，因此脊椎肌肉越強壯，代表各種運動你都能夠越擅長。

儘管如此，諷刺的是脊椎肌肉竟非所有人的首要訓練目標，大多數人甚至完全沒有要直接訓練脊椎肌肉的意思，這實在是令人匪夷所思。既然多數人都不知從何練起，那麼下背痛成為全世界最惱人的頭號宿疾，就一點也不令人意外，因為他們是如此地忽視脊椎肌肉。

下腰的好處

有個一勞永逸的方法，那就是「下腰」。下腰是個簡單的技巧，只要背部後仰成拱形，以四肢支撐即可，而且只要規律操作，便能消除許多姿勢不良、過度使用所造成的背部問題。不幸的是，當前這帖良方的需求程度已達前所未有的迫切地步。首先，我們的祖先做了一個糟糕的決定：以雙腳站立，從此讓人類的脊椎陷入一個不利的處境。相較之下，以四肢行走的動物因為必須經常後仰以增加高度，所以鮮少產生脊椎問題。更慘的是，現代文明讓此遺傳劣勢更加惡化。一般現代人的生活方式不僅是廢弛，甚至是在虐待脊椎。他們鎮日窩在電腦螢幕或辦公桌前從事重複的工作，下班後則是縮在電視機前的沙發上，種種不良的姿勢導致脊柱錯位。因此，現代人正面臨有史以來最嚴重的背部問題，有些30幾歲的年輕人的椎間盤已經開始退化了！

即使一週只做一次下腰，也能有效預防上述問題發生。練習下腰除了能夠矯正脊椎骨，強化讓身體保持正確姿勢的深層背肌，甚至可以改善「骨質」。背部的椎間盤是由軟骨所組成，就跟其他軟骨一樣，本身並無血管，而是靠關節滑膜所分泌的關節液提供養分。因為沒有血液循環，所以必須透過關節運動來擠壓關節液滋潤軟骨。「下腰」正可刺激關節液進入椎間盤，移除廢物、提供養分，並且有療癒效果，預防退化，確保健康。強壯的脊椎肌肉能降低椎間盤突出的風險，甚至有助於改善這樣的病症。

除了上述好處外，下腰還能強化全身的運動能力。下腰是鍛鍊脊椎肌肉的終極運動，箇中好手的脊椎兩側會各有一條如巨蟒似的肌肉攀爬而上，非常顯眼。除了是鍛鍊豎脊肌的主要運動外，下腰甚至對全身的肌肉幾乎都有幫助。四肢撐地的動作讓雙手雙腳都獲得鍛鍊，肩帶肌及上背部更可藉此獲得絕佳的運動，整個身體前側更可獲得完全的伸展，對柔軟度通常比較差的男性特別有幫助。膝蓋、股四頭肌、髖屈肌、腹肌及胸肌尤其受用，下腰獨特的運動方式可以移除堆積在肩部的鈣質，增加軀幹的柔軟度。包括我自己在內的許多練習者都相信規律的下腰練習能夠擴展胸腔，增加肺活量。

下腰能夠強化脊柱，使其更能承受沉重、劇烈、突然的動作，讓你能夠以更快、更好、更健康的方式健身。因為脊椎就像個萬向接頭，所以強壯的脊椎肌肉能夠釋放腰部、軀幹及四肢潛藏的力量，而這是背部脆弱的人所無法辦到的。任何動作都免不了需要脊椎的參與，因此訓練有素的脊椎肌肉也可增加運動和日常生活的耐力。

下腰的好處還不只如此，但我得先就此打住。簡單來說，我要傳達的訊息非常明確：下腰能夠改善背痛，使你更健康、更強壯、更敏捷、更靈活，並且增加你的耐力。總之，下腰就對了！

李小龍的背

　　很多以培養力量為主的運動員會做槓鈴運動來鍛鍊脊椎肌肉，像是硬舉或負重躬身（雙肩扛著槓鈴彎腰）。這些技巧都可鍛鍊到豎脊肌，但問題是它們只在一個固定點上給脊椎施加負重，造成深層肌肉的鍛鍊不均衡。而在做下腰時，脊椎「向後」成拱形使脊關節密合，鍛鍊到有力的脊椎肌肉，此姿勢非常安全，尤其在沒有額外負重時更是如此。不幸的是，槓鈴運動在鍛鍊肌肉時，是採「向前」彎曲使脊椎骨鬆開的姿勢，增加椎間盤破裂或突出的風險。額外負重的槓鈴力臂加上突出張開的脊椎關節，使背部在進行槓鈴運動時非常容易受傷。1970年，勇猛的李小龍在用槓鈴練習負重躬身時，意外造成背部嚴重受傷。醫生診斷表示他不能再練武了，但他卻自行復健，完全找回原本的身手，靠的就是徒手體操。

下腰文化

　　下腰運動在西方並不盛行，或許正起因於我們「重看不重用」的文化。而在世界其他各地，下腰則被尊奉為最偉大的運動技巧之一，在東方甚至被視為訓練王道。少林功夫裡有各式各樣的下腰，道教養生術中的「開門」及「導引」也可見其身影。但投入最多時間研究下腰的國家莫過於印度了。下腰在印度被稱之為「輪式」，在瑜伽裡被大量應用，從基本動作到高難度的把腳放在頭上的那種都有。印度身體文化非常重視下腰，這都源於他們數千年來早已認識脊椎的重要性。阿育吠陀醫學（古印度醫學）即非常重視脊柱，甚至認為其擁有超自然的神秘力量。

　　或許我對西方文化之於下腰的冷落態度是有那麼一點誇大其辭，畢竟一些重視能力勝於外表的運動項目還是會練習下腰。體操選手即為一例，因為他們需要強壯且柔軟的背部來完成空翻動作。很多資深的舉重選手也練習下腰，甚至相當倚重。摔角選手更是早早就認識到強壯背部的重要性，因此下腰也成為他們的基本訓練課程。在美國中學裡要看到下腰練習大概只有在摔角課才有可能，多麼可惜啊！如果我們的孩子能夠從小就學習下腰，那麼這一代人就可以將下背痛和其他脊椎疾病減少99%了。

完美四指標

　　很多人以為他們可以挺背離地，就能夠輕鬆下腰，甚至連一些應該要懂得更多的瑜伽達人也有此誤會，但事實並非如此。你應該致力使這項重要運動的技巧更臻完善，以下提供四項下腰的完美指標：

1. **脊椎成凸面**。這聽起來很理所當然，但下腰時務必保持背部彎曲渾圓。若是脊椎的深層肌肉不夠有力，往往會變成只靠四肢在支撐身體，背部則相當直挺。

2. **髖部遠離地**。下腰做不好最明顯的指標就是髖部離地面很近。一個
   完美的下腰動作中，髖部及臀部甚至需要比頭部、肩胛骨的水平還
   高。這並不容易判斷，除非你能找人從側面幫你排照。

3. **四肢需伸直**。下腰時手臂的伸直相當容易，但手臂及腿部要同時伸
   直則需要相當的柔軟程度。

4. **呼吸緩而深**。此姿勢伸展胸腔，壓迫橫膈膜，導致胸肌僵硬而產生
   短促的呼吸。自然的呼吸是精熟下腰的指標。下腰時絕不要屏住呼
   吸。

這四個指標主要指第六式「標準下腰」及其後各式變化。前五式因動作姿勢不同，
並不必然適用。第四個指標則可應用在所有的下腰。

完美的下腰必須同時符合以上四項指標。符合三項者還算不錯，兩項者堪稱普普，
而對本書的訓練者來說，少於一項者根本就不算下腰了。

不論你有多柔軟、多強壯，都不太可能第一次做下腰就完全符合這四項指標。而是
需要數月甚至更長的時間才能達到。但是別擔心，就算是不完美的下腰也比完全不做來
得好，因此保持信心繼續練習，相信每次練習都對身體有益，能讓自己更好。只要你潛
心修練下腰，來日一定能完全符合這四項指標。

掌握下腰

下腰是個很重要的運動，但在熟悉瞭解前就貿然投入其實並不恰當，甚至有些危
險。大多數人的脊椎並不夠力，很難第一次就做好下腰。更糟糕的是，一般人身體各
部位的柔軟度是相當不均衡的。就算是整天坐在沙發上看電視的人也有將脊椎前彎的時
候，例如綁鞋帶、拿遙控器，但一般人多久做一次脊椎後彎呢？往往不常，因此陷入柔
軟度退化的危險。如果你在訓練中一時興起突然下腰，那麼在肌力不足、柔軟度不均的
情況下，肌肉拉傷或更嚴重的運動傷害絕對是難以避免的。

你需要做的是詳加計畫。如果你是下腰（甚至是健身）新手，我會建議先花點時間鍛鍊
基礎力量，大量的深蹲及抬腿練習能夠強化背部及髖部的力量，並使腰部更加柔軟。等
你熟練「併腿深蹲」（見91頁）及「懸吊提膝」（見143頁）後，就可開始挑戰下腰系列運動
了。

下腰的前三式可說是「復健療程」，能夠舒緩舊傷、增加後仰柔軟度並放鬆緊繃的
前髖屈肌，同時喚醒你不習慣使用的脊椎深層肌肉。過程中你可能會感到肌肉灼熱及疼

痛，那樣就對了，表示肌肉已經開始儲存葡萄糖，而灼熱及疼痛正是肌肉在使用這些葡萄糖時所產生的感覺。如果你已經藉由深蹲及抬腿鍛鍊出基本的力量，那麼這三式運動應該不會有太大的問題，但也別操之過急，慢慢累積你的訓練量，否則欲速則不達。你必須比做其他運動更有耐心，畢竟脊椎何其珍貴，務必善待之。

接下來三式將逐步朝「標準下腰」邁進，肌力與柔軟度在此階段將同時並進。當你開始挑戰第六式「標準下腰」時，務必多花點時間練習，至少幾把個月。要知道，下腰是有好壞之分的。其實所有運動技巧都有良好與不良的示範，但對下腰來說，這個分野更是明顯。一個好的下腰，髖部必須要高，四肢要直，背部成拱形彎曲，展現絕佳的柔軟度，整個動作看起來輕鬆自在。至於一個崩壞的下腰則是鬆鬆垮垮的，四肢彎曲，身體勉強離地，脊椎像塊木板一樣僵硬，實際上也是極其費力。若你有按部就班照著前幾式的標準走，此時你的身體應該能夠很快適應「標準下腰」，而這也是養成標準動作的關鍵時刻。我有些學生曾說他們能夠感覺到每次練習下腰的明顯進步，這種身體調適進展得相當快，即便是年紀稍長的練習者也是，因為大多數人的深層脊椎肌肉都是處女地，鮮少進行高強度的收縮，所以自然進展神速。

當你能夠完成 1 下正確的標準下腰，那你可以好好犒賞一下自己。你的背部會感到前所未有的舒暢，脊椎更會比99%的人還要柔軟而強壯，就像我以前學生說的：「像條鋼鞭一樣。」他是位武術家，深知擁有如此脊椎的價值。不過訓練尚未結束，同志仍需進步。到目前為止，你的標準下腰是從仰臥在地的姿勢開始的，剩餘四式則要教你更進階的下腰技巧，直到你能夠完成下腰系列運動的終極式「開合下腰」，也就是以站姿開始下腰，再以反向動作平緩回到站姿。能把這個美妙的動作完美地做上10次的人絕對是鳳毛麟角。這不但能使你的脊椎和腰部擁有強大的力量和柔軟度，更對強化全身有莫大助益，而且看起來超酷的！

接下來就是十式了。儘管讀下去，但是切記在尚未熟練深蹲及抬腿的第六式以前，別輕易嘗試下腰運動。

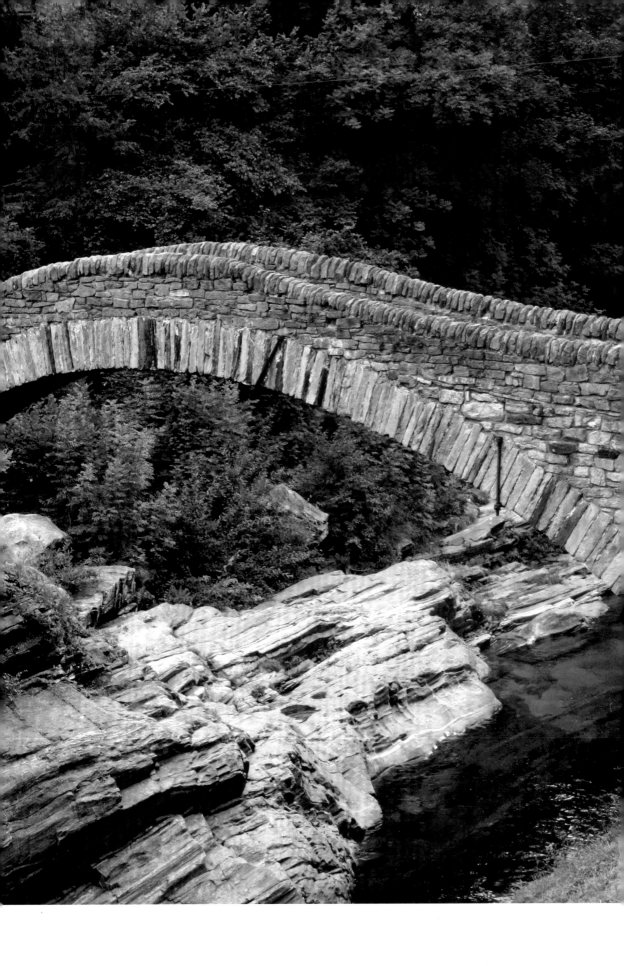

STEP 1 短下腰

分解動作	仰臥在地，雙腿伸直，雙手交握置於腹部。兩膝彎曲，雙腿拉近直到小腿幾乎與地面垂直而兩腳平貼地面且與肩同寬或略窄，依個人骨架而定。腳跟距離臀部約15至20公分，此為準備動作（左圖）。接著兩腳用力下壓，髖部及背部抬離地面直到全身僅靠肩部及兩腳支撐，大腿及上半身成一直線，髖部撐住避免下垂，此為結束動作（右圖）。停頓1秒後，再進行反向動作，身體下降回到準備動作。重複相同步驟直到完成預計的次數，身體抬起時吐氣，下降時吸氣。
深入解說	「短下腰」透過下肢進行推升動作，與我們每天經由雙腿驅動脊椎肌肉的狀況（行走、彎腰等）類似，因此是開啟脊椎訓練的緩和方式。「短下腰」中上半身保持一直線的姿勢可以讓脊椎骨在幾乎毫不受力的情況下刺激脊椎和髖部的肌肉，對於椎間盤受傷者是個絕佳的復健運動。
訓練目標	● **初級**：1組，每組10下。 ● **中級**：2組，每組25下。 ● **高級**：3組，每組50下。
精益求精	大部分人應該都能輕易完成「短下腰」，但若有背傷在身而操作困難，則可放幾個枕頭或靠墊在髖部下方，以減少動作的幅度。

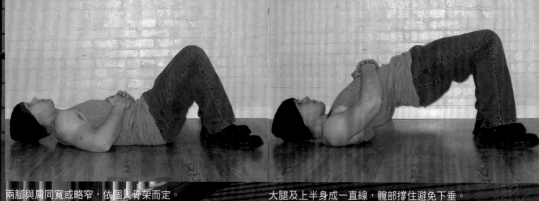

兩腳與肩同寬或略窄，依個人骨架而定。　　　　　　大腿及上半身成一直線，髖部撐住避免下垂。

STEP 2　直下腰

分解動作	雙腿向前伸直坐在地上，兩膝打直，兩腳約與肩同寬，雙手置於身體兩側平貼地面，手指向前，身體坐直形成直角，上下半身互相垂直，此為準備動作（左圖）。兩手下壓，雙臂用力撐起髖部，直到雙腿與上半身成一直線，下巴抬起，面朝天花板，身體重量靠手掌與腳跟支撐，此為結束動作（右圖）。停頓1秒，再進行反向動作，然後重複相同步驟。推升時吐氣，下降時吸氣。
深入解說	「短下腰」透過雙腿下壓來驅動脊椎肌肉，而「直下腰」則是透過雙臂，再加上較長的身體姿勢，使本式較前式略為困難。除了可訓練雙臂外，更能放鬆軀幹、強化肩胛骨間的肌肉，對接下來更難的下腰動作相當關鍵。
訓練目標	● **初級**：1組，每組10下。 ● **中級**：2組，每組20下。 ● **高級**：3組，每組40下。
精益求精	若上述「直下腰」過於困難，可減短力臂以降低難度。雙腿彎曲代替原本伸直的姿勢，就跟「短下腰」（左頁右圖）一樣。但若還是太難，則以跪姿代替坐姿，身體後仰，臀部距離小腿幾公分，然後以此姿勢操作「直下腰」的部分動作，直到足夠強壯後再行挑戰。

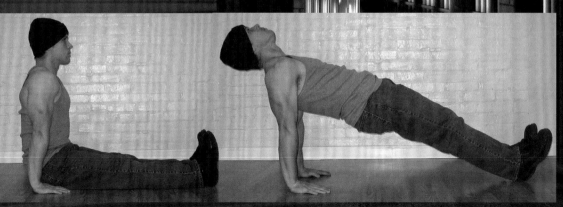

身體形成直角，上下半身互相垂直。　　　　　用力撐起髖部，直到雙腿與上半身成一直線。

STEP 3 高低下腰

分解動作	「高低下腰」需要一個大約與膝同高或略高的支撐物，獄中的臥鋪剛好，一般家中的床稍微高了一點，不過也堪用。坐在臥鋪邊或床緣，身體向後仰臥，兩腳平貼地面約與肩同寬。身體略往前移使髖部離開支撐物，兩手置於頭部兩側，手指朝向兩腳，此為準備動作（左圖）。兩手下壓，手肘平緩伸展撐起髖部，背部盡量彎曲，直到頭部及身體完全離開支撐物。手肘保持彎曲，雙臂不須完全伸展，就算只撐起幾公分也沒關係。頭部略為移動，面向後方牆壁，此為結束動作（右圖）。停頓1秒後，再進行反向動作，身體下降直到上半身及頭部皆完全回到支撐物上。重複相同步驟，保持正常呼吸。
深入解說	「高低下腰」是本系列中第一個採用「兩手置於頭邊」的姿勢，這個出現在進階下腰運動中的姿勢能夠強化腰部，並且伸展肩部及胸部，使其為後續各式做好準備，對於脊椎上部的柔軟度及收縮力的要求自然比前幾式要來得高。
訓練目標	● 初級：1組，每組8下。 ● 中級：2組，每組15下。 ● 高級：3組，每組30下。
精益求精	角度越小（也就是頭部及雙手越高）的下腰越容易，因此若是「高低下腰」離開支撐物的姿勢過於困難，那麼可以試試高一點的支撐物，例如餐桌或書桌，直到可應付較低的支撐物為止。

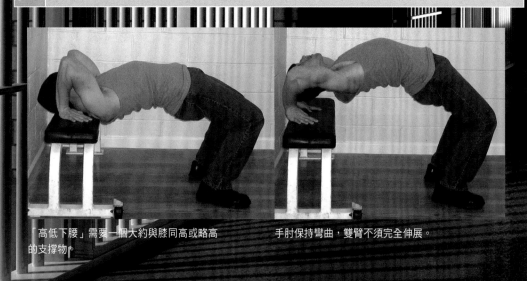

「高低下腰」需要一個大約與膝同高或略高的支撐物。　　手肘保持彎曲，雙臂不須完全伸展。

STEP 4　頭頂下腰

分解動作	仰臥在地，兩膝彎曲，兩腳拉近直到腳跟距離臀部大約10至15公分，約與肩同寬或略窄。兩手置於頭部兩側，手掌平貼在地，手指朝腳趾方向，手肘彎曲朝向天花板。接著髖部盡量用力，身體向上撐起離地，手腳持續用力直到髖部在上，背部彎曲呈拱形，頭部下垂，頭頂朝向地板，此為「下腰撐體」。短暫保持此姿勢，手腳慢慢彎曲直到頭部輕觸地面，此為準備動作（左圖）。停頓1秒後，再用力推回「下腰撐體」（右圖），此為結束動作。動作務必小心，以免頭部撞傷。整組動作背部皆須保持拱形，呼吸盡量保持正常。完成預計次數後，肩部、背部及髖部再平緩下降回到地面。
深入解說	不同於以靜態拉筋訓練背部的瑜伽，舊式徒手體操著重在動態力量。本式短幅的動作只是在學習全幅下腰前的熱身小菜。
訓練目標	● 初級：1組，每組8下。 ● 中級：2組，每組15下。 ● 高級：2組，每組25下。
精益求精	如果在做開頭的「下腰撐體」有困難的話，可以在後腰墊一些東西輔助，例如兩三個靠墊或枕頭。如果頭部碰不到地板，可縮小移動幅度，再慢慢把頭部降得越來越低。

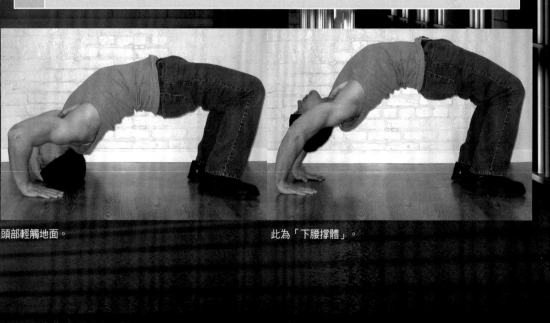

頭部輕觸地面。　　　　　　　　　　　　　　　　此為「下腰撐體」。

STEP 5 半下腰

<table>
<tr><td>分解動作</td><td>本式需要一顆籃球或足球來輔助。坐在地上，籃球置於背後，向後仰臥，以肩膀及腳掌支撐，兩腳張開與肩同寬或略窄，籃球則支撐後腰處。若是覺得不舒服，可在開始前放一條摺疊的毛巾或靠墊在球上。雙手置於頭部兩側，手掌平貼地面，手指朝向腳趾。接著雙手下壓，肩膀及頭部用力撐起離地，只餘雙腳、籃球以及雙手支撐全身重量，此為準備動作（左圖）。接著，髖部盡量抬高，伸展雙臂及雙腿，背部撐起遠離籃球，直到完全成拱形，此為結束動作（右圖）。停頓1秒，再緩緩下降回到準備動作。一旦從準備動作開始後，下降時候後腰僅需輕觸籃球，不可將體重置於球上。重複相同步驟，盡量保持正常呼吸。</td></tr>
<tr><td>深入解說</td><td>本式包含了第六式「標準下腰」的上半動作。等你達到本式的升級標準後，你的脊椎肌肉將已足夠柔軟且有力，就可以開始挑戰「標準下腰」的下半動作了。</td></tr>
<tr><td>訓練目標</td><td>● 初級：1組，每組8下。
● 中級：2組，每組15下。
● 高級：2組，每組20下。</td></tr>
<tr><td>精益求精</td><td>就跟其他下腰動作一樣，如果無法達到各個訓練目標的標準，則可先縮小角度，再逐步鍛鍊增加動作幅度。</td></tr>
</table>

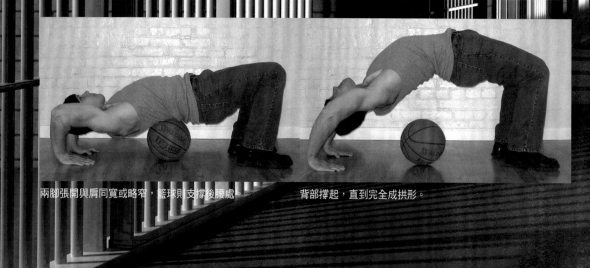

兩腳張開與肩同寬或略窄，籃球則支撐後腰處。

背部撐起，直到完全成拱形。

分解動作	仰臥在地，膝蓋彎曲，雙腿拉近直到腳跟距離臀部大約10至15公分。兩腳張開與肩同寬或略窄，雙手置於頭部兩側，手掌平貼在地，手指朝向腳趾，手肘彎曲朝向天花板，此為準備動作（左圖）。接著，髖部盡量用力，身體抬離地面，手腳持續用力直到背部成拱形，髖部高高在上。理想的下腰動作中，雙臂是完全打直的。頭部微向後擺，置於雙臂之間，面向後方牆壁，此為結束動作（右圖）。停頓1秒後，再進行反向動作。以肌力控制下降（平緩下降會比猛然塌落帶來更多益處），直到髖部、背部及頭部皆完全回到地面。這些步驟合起來算是1下。繼續撐起完成預計次數，保持正常呼吸。
深入解說	「標準下腰」是一項了不起的運動，除了能夠預防或治療一些背部問題外，更可增加全身柔軟度、強化脊椎深層肌肉的力量、擴展胸腔、活動肩膀、鍛鍊雙臂雙腿、改善血液循環，甚至對消化功能也有幫助。
訓練目標	● **初級**：1組，每組6下。 ● **中級**：2組，每組10下。 ● **高級**：2組，每組15下。
精益求精	要完成理想的下腰非常困難，尤其是雙手雙腳完全伸展的姿勢，需要耐心勤加練習。開始時，盡全力將身體抬高，久而久之動作就會越來越完美的。

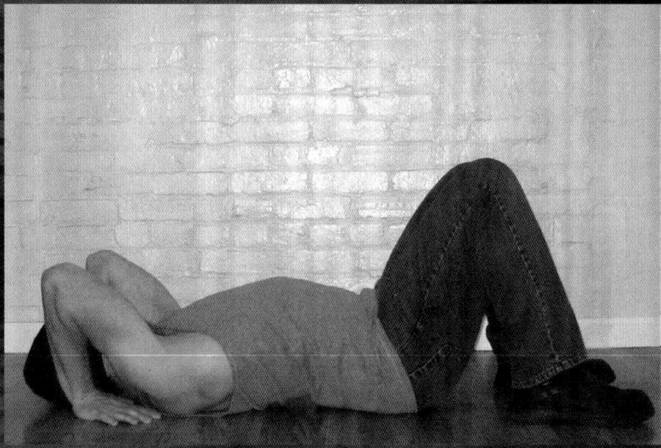

雙手置於頭部兩側，手掌平貼在地，手指朝向腳趾。 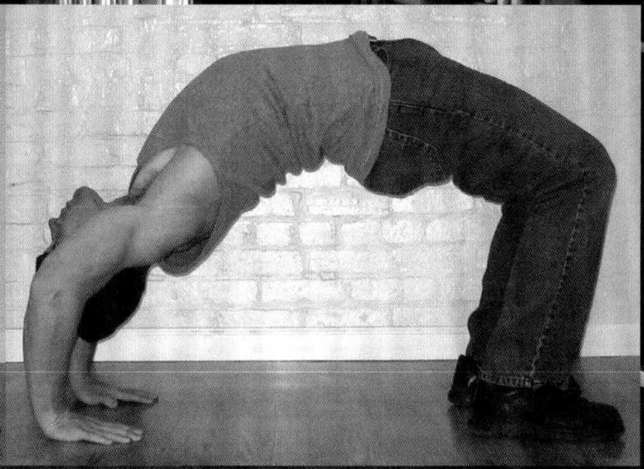　　　　頭部微向後擺，置於雙臂之間，面向後方牆壁。

分解動作	背對牆壁站在約一個手臂長的地方，如果不太確定位置，寧可靠牆近一點，這樣調整起來比較安全。雙腳張開約與肩同寬，髖部向前挺，身體向後彎。下巴抬起，頭部盡量向後仰，背部平緩下彎直到面朝牆壁。當你目視牆壁時，雙手即可舉高超過肩膀，手掌平貼牆面對其頭部，手指朝下，此為準備動作（左圖）。將部分體重移至雙手，一手往下移動幾公分，然後重新固定在牆上。另一手重複相同動作，往下移動比另一手更低。隨著雙手在牆面往下垂降，腰部則持續向後彎（中圖）。當身體逐漸往下，必須同時微微往前移動以增加空間容納彎曲的身體。當空間不足時，便小步向前。持續上述動作，直到已無牆壁可垂降時，改將雙手平貼地面，至此你將在牆邊形成「下腰撐體」，此為結束動作（右圖）。最後讓身體下降躺到地面，然後再站起來。回到準備動作，繼續重複相同步驟，過程中保持正常呼吸。
解說	向下垂降比向上攀牆要容易，務必先熟練此式。
訓練目標	● 初級：1組，每組3下。 ● 中級：2組，每組6下。 ● 高級：2組，每組10下。
精益求精	很少人能夠第一次就完整做完垂降的動作。試著每次多垂降一點，小幅度的移動也會讓動作更容易些。

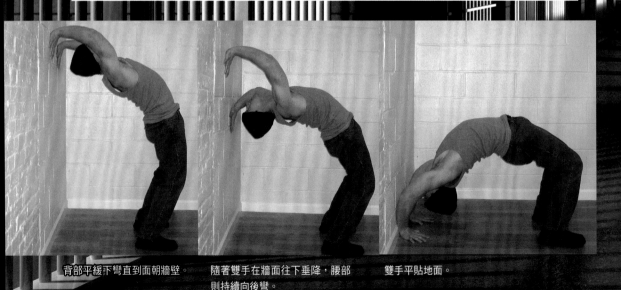

背部平緩下彎直到面朝牆壁。　　隨著雙手在牆面往下垂降，腰部　　雙手平貼地面。
　　　　　　　　　　　　　　　　則持續向後彎。

STEP 8　攀牆下腰

分解動作

　　背對牆壁站在約一個手臂長的地方，重複上一式的準備動作，身體後彎，雙手過肩平貼牆面（左夜左圖）。然後一樣垂降而下，直到在牆腳形成「下腰撐體」（左頁右圖）。接著進行反向動作，攀牆而上。一手放回牆面用力推，另一手往上置於更高的地方（左圖）。將雙手擺回牆上是本式動作中最困難的一部分。兩手交替攀牆向上，身體逐漸拉直時，雙腳微微向後移動，保持身體距離牆壁在雙手能夠使力的距離，持續攀牆向上直到身體近乎打直（中圖）。接著，雙手輕推離開牆壁，使身體再度離牆站立（右圖）。從站立、垂降而下、攀牆而上再回到站立，這整個循環算是本式的 1 下。

深入解說

　　當你具備垂降而下的肌力及柔軟度時，就是時候練習本式的攀牆而上了。本式並不需要額外的柔軟度，但是因為要抵抗地心引力，所以需要更多的肌力。

訓練目標

● 初級：1 組，每組 2 下。
● 中級：2 組，每組 4 下。
● 高級：2 組，每組 8 下。

精益求精

　　就跟第七式一樣，熟練本式的關鍵在於逐步增加移動的幅度。第一次嘗試時，只要垂降向下到你有把握重新攀牆向上的地方就好。可以考慮用粉筆做個記號幫助判斷，每次增加一點下降幅度即可。

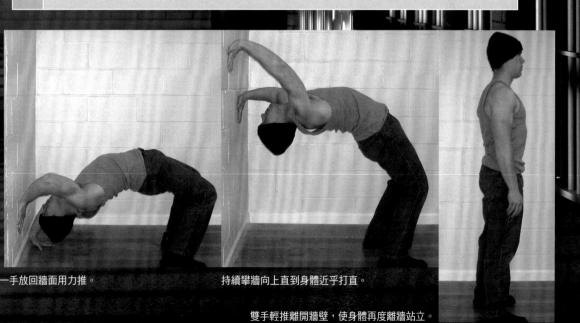

一手放回牆面用力推。　　　　　　持續攀牆向上直到身體近乎打直。

雙手輕推離開牆壁，使身體再度離牆站立。

STEP 9　合體下腰

分解動作	身體直立，雙腳打開約與肩同寬，後方預留至少與身高相當的空間，此為準備動作。雙手置於腰際，骨盆前挺（左圖），當骨盆無法繼續前挺時，膝蓋開始彎曲，同時脊椎開始後彎，頭部後仰向後看，所有動作需平緩進行，持續直到可目視身體後方幾十公分的地面時，雙手即離開腰際，高舉過肩及頭部（中圖）。這個動作需要相當的柔軟度，幸虧骨盆前挺及膝蓋彎曲的姿勢有助於避免身體向後跌倒。身體繼續向後彎的同時，雙臂伸展直到手掌平貼地面，此為結束動作，也就是「下腰撐體」（右圖）。接著，彎曲手腳直到背部著地，再起身回到準備動作，然後繼續重複相同步驟。過程中保持正常呼吸。
深入解說	本式內含終極式「開合下腰」的離心（負向）運動階段，因此是到目前為止最困難的下腰動作。
訓練目標	● **初級**：1組，每組1下。 ● **中級**：2組，每組3下。 ● **高級**：2組，每組6下。
精益求精	一開始，在動作最後三分之一的階段，你可能會向後倒，幸運的話便剛好落在手掌上，但這是不應該的。你必須持續練習直到能夠輕輕地將手掌放在地上。有一個訣竅是利用階梯來輔助。嘗試每次下腰時將手放在比前一次更低的階梯上，直到能夠放在地面為止。

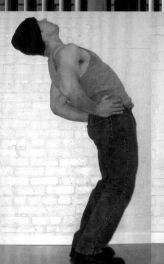

雙手置於腰際，骨盆前挺。

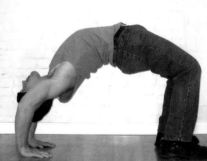

可目視身體後方幾十公分的地面時，
雙手即離開腰際，高舉過肩。

雙臂伸展直到手掌平貼地面。

The Master Step

開合下腰

分解動作	身體直立，操作第九式「合體下腰」直到「下腰撐體」（左圖）。接著，將身體重心向前移至大腿，膝蓋彎曲，手臂伸直。重心持續前移，同時雙手、手指依序用力，直到手掌離地。此時，假設你的背部已經足夠柔軟可以撐起拱形，同時腹部也有足夠的肌力，則手指離地時應該可以開始撐起身體（中圖）。這個向上的動作必須是重心平緩前移的結果，而非雙手猛然推地的力量所造成。動作持續，雙手收回過肩，頸部轉正與身體成一直線。最後，髖部內縮直到身體直立，雙手置於身體兩側，此為結束動作（右圖）。從站姿到下腰撐體，再撐起回到站姿，整個連續動作為本式的 1 下。重複相同步驟，保持正常呼吸。
深入解說	本式是下腰系列的終極動作，需要超凡的柔軟度、強壯的關節、有力的肌肉、平衡感及協調性。若能規律練習「開合下腰」，將可促進敏捷、按摩內臟、矯正脊椎與肌肉系統以及增加體力。而當以高次數操作時，更可刺激新陳代謝。
訓練目標	● 初級：1 組，每組 1 下。 ● 中級：2 組，每組 3 下。 ● 高級：2 組，每組10至30下。
精益求精	如同第九式「合體下腰」，你可以利用階梯輔助來逐次增加下腰的幅度。擴大兩腳間距也有幫助，但要努力縮小回到與肩同寬的距離。

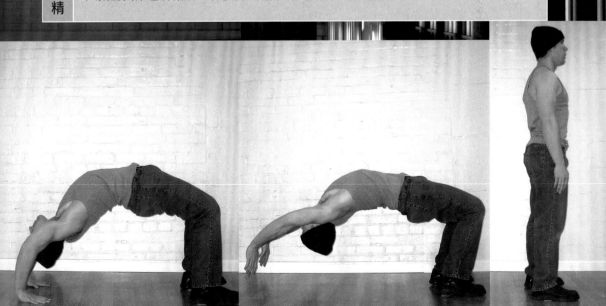

下腰系列

第1式	短下腰 p166	練到 50 下 × 3 組後 進入第 2 式
第2式	直下腰 p167	練到 40 下 × 3 組後 進入第 3 式
第3式	高低下腰 p168	練到 30 下 × 3 組後 進入第 4 式
第4式	頭頂下腰 p169	練到 25 下 × 2 組後 進入第 5 式
第5式	半下腰 p170	練到 20 下 × 2 組後 進入第 6 式

升級進度表

第6式	標準下腰 p171	練到 15 下 × 2 組後 進入第 7 式
第7式	垂降下腰 p172	練到 10 下 × 2 組後 進入第 8 式
第8式	攀牆下腰 p173	練到 8 下 × 2 組後 進入第 9 式
第9式	合體下腰 p174	練到 6 下 × 2 組後 進入終極式
終極式	開合下腰 p175	直到可以 10～30 下 × 2 組

超越顛峰

現今的健身房裡充斥著許多打氣筒灌出來的壯漢，他們擁有強壯的四肢和軀幹，但所謂強壯也僅限於在健身房裡舉重，除此之外就毫無可取之處了。千萬別懷疑，一旦你練成下腰系列的終極式後，你的脊椎將擁有超凡的力量，不只是表面上的背部肌肉，連一般舉重訓練都摸不到邊的深層組織也包括在內。同樣的，我也遇過不少自以為很柔軟的武術專家，但當你和他們一起訓練時，會發現他們通常只在屈體前彎時相當柔軟，如果要他們後仰觸地，幾乎個個都免不了跌坐在地。

下腰系列能帶給你力量與柔軟度的絕佳組合，光是這點就值得讓人將其加入訓練課程之中，更何況還不只如此，完成下腰十式將遠比幾乎世界上所有其他運動所能帶來的還要多。不但能夠修復陳年背傷並防範新疾（例如椎間盤突出）於未然，更可鍛鍊腹肌、三角肌、腿部及手臂，擴展胸肌、放鬆肩膀，使全身更加靈活協調，改善平衡感，促進消化健康，好處多到說不完。

一旦練成終極式後，你不免開始思考該如何更上一層樓。此時最好謹記在心：下腰不只是一項鍛鍊力量或柔軟度的運動技巧，其本身更是一套完整的訓練方式，能夠促進幾乎與身體健康有關的各種發展。因此，在尋求超越「開合下腰」時，不要只從力量或柔軟度的角度思考。

當然你可以靠下腰來增加力量，其中一個方式是增加負重來做標準下腰，例如穿著加重背心。我在聖昆丁州立監獄認識一位塊頭很大的舉重選手，他能夠在下腰撐體的同時，另外以腹部支撐一個90公斤重的夥伴。你絕對無法相信一個體重超過130公斤而且還非全部是肌肉的傢伙居然能夠展現如此柔軟度，而這都得歸功於多年的下腰訓練。雖然負重下腰讓我大開眼界，但我對於藉由額外增加重量來做「任何」脊椎運動的方式卻是有所顧忌。畢竟偶一為之還無傷大雅，但想持續從中獲益，勢必需要經年不斷的操作練習，這樣一來終究是會引火自焚的。

想要增加柔軟度的話其實也很容易，只要注意下腰撐體時的最大動作幅度，試著每次讓頭部與腳趾更靠近一些即可。類似運動中人體柔軟度的極致是將腳掌放在頭頂，也就是瑜伽中的「蠍式」。或許你也看過軟骨功的表演，而我就頂多當個旁觀者，從未實際嘗試過。除非你從小就開始練體操，而且還是女性，否則要達到那種軟Q境界的機率幾乎是微乎其微。成年男性若非患有「關節過動症」（有時被誤稱為「雙重關節」），要完成此動作簡直是不可能的任務。柔軟度很重要，但要鍛鍊柔軟的背部還有更安全、更有效的方式，因此我並不建議採用這種訓練。

如果你想在「開合下腰」後繼續精進，有兩條路可以試試看。首先，我會建議「整合」徒手重訓的技巧，像是綜合倒立伏地挺身與下腰。當你完成下腰撐體時，不要用手推起，而改用腳踢起，然後用雙手撐住反轉直立的身體。這個動作需要一點練習，但這絕對是做出倒立最酷的一種方式之一。練成之後，可以再試試反向動作，也就是從倒立的姿勢慢慢放下雙腳，直到回復下腰撐體。（初次嘗試時務必注意安全防護。）當你能平緩流暢地完成這兩項變換動作時，可以試著將兩者結合：身體翻轉成倒立，然後做下腰撐體，最後再回復倒立。這種進階的二段技巧需要全身上下每塊肌肉都具有鋼鐵般的力量和鞭子般的柔軟才辦得到，是全身肌力控制的絕佳表現，讓人有十足的成就感。但在嘗試這種連鎖運動之前，務必確認你已經熟練「開合下腰」以及至少「倒立伏地挺身」系列的第四式（見195頁）。

　　如果這種體操式的力量訓練不是你的菜，那就試試「平台下腰」吧！很少人知道使用平台練習可以不靠額外的負重而增加「開合下腰」的難度以及漸進爆發力。直立站在高起（一階剛好）的平台上，後仰彎身，直到下腰落地。如果可以的話，再反向撐起回復站姿。此動作增加的幅度表示需要更多的力量，或許是在「開合下腰」之後持續精進的終極方式。不過練習時務必緩慢小心，因為「平台下腰」對手腕會是一大考驗。

延伸變式

　　下腰本身已經是一項絕佳的全面性運動，因此很少有能夠替代的變式。下列部分運動（例如：「駱駝式」）和下腰有些相似，都需要脊椎力量與柔軟度的結合。至於其他運動（例如「俯身挺背」）就只是針對脊椎和髖部的強化，於身體的柔軟度並無太大助益。因此，如果你因為某些原因（例如手臂受傷）而無法操作原本的下腰運動，那麼就可以利用這些運動來保持背部力量了。

弓式

　　這是一項經典的脊椎運動，能夠訓練背部的收縮能力，同時鍛鍊脊椎骨及其周圍的韌帶。俯臥在地，兩膝彎曲，雙腳高舉過臀，雙手則向後伸展抓住同側的腳踝。這個動作已經有伸展效果，不過我們還要更進一步，用脊椎的力量同時將胸腔及膝蓋盡量抬離地面，保持這個姿勢大約10～30秒。熟練「弓式」之後，你就可以嘗試「駱駝式」了。

駱駝式

　　高跪在地，兩膝分開幾公分，髖部打直使身體成L形，然後脊椎慢慢後彎，雙手向後抓住腳踝。接著髖部向前挺出，增加脊椎彎曲的幅度，撐住約10～30秒。聽起來好

像很容易，不過還是需要相當的脊椎深層肌肉力量才能完成此動作。這有效的伸展方式是我跟一位住在美西的瑜伽達人學來的，至於為什麼稱為「駱駝式」就無人知曉了，這姿勢我怎麼看都不像駱駝啊！

壁虎式

　　本式是「標準下腰」的進階版。首先完成「下腰撐體」（如169頁右圖），接著單手與對側的腳同時舉起離開地面，垂直指向上方。保持此姿勢片刻後再回到四肢撐體，接著換另一側的手腳操作。這比一般的下腰撐體更要求四肢的力量，同時也強化為了保持平衡而強力收縮的腰部肌肉

俯身挺背

　　這是我所推薦的運動中少數需要訓練夥伴的。俯臥在餐桌、書桌或高長椅上，雙腿到骨盆處靠著，而上半身則懸空向下垂掛，上下半身以骨盆為頂點成直角。你需要另一個人幫忙按壓腳踝以保持這個姿勢。在骨盆下方放個靠墊或折疊的毛巾，可以避免被桌緣或椅邊弄傷。雙手置於頭部後方，上半身用力撐起直到與雙腿平行。保持片刻後，上半身下降回復原姿勢，再重複相同步驟完成高次數。「俯身挺背」能夠鍛鍊大腿後肌群、臀肌、髖部及脊椎的肌肉而不會對脊柱造成壓力，是個相當實用的運動。因為硬舉或深蹲而造成椎間盤破裂或突出的傷者，即可以此方式鍛鍊背肌而避免傷勢惡化。

俯身抬腿

　　「俯身挺背」是以髖部為軸心，雙腿固定，軀幹抬起。以此類推，把這個動作反過來做也可鍛鍊相同的肌肉，也就是仍然以髖部為軸心，但是軀幹固定，雙腿抬起。以此法操作時，你必須俯臥在餐桌或書桌上（橫向通常比較好），上半身及頭部在桌上，雙腿則懸空（因為雙腿比上半身長，所以可能會碰到地上，但是沒關係）。抓住桌子使上半身固定，雙腿抬起直到與上半身成一直線。雙腿盡量保持伸直，藉此增加動作難度。撐住片刻後，再以肌力控制雙腿下降，重複相同步驟完成高次數。我發現那種像沙發一樣的大型搖椅非常適合拿來當作「逆向屈腿」的器材，讓自己從旁邊掛在椅子上，髖部在一側扶手，胸部在另一側，雙手向下勾住固定身體。如果家裡有那麼一張舒適的椅子的話，不妨試試看，至於臥鋪或床鋪因為高度不夠，所以不適合用來操作這項練習，可惜了。「俯身抬腿」涵蓋了「俯身挺背」的所有優點，而且還可以獨自練習。這項運動對於有背傷在身的人相當具有復健效果，能夠在避免一般常見的拉傷情況下，促進血液循環並鍛鍊下背。

俯臥挺身

俯臥在地，兩腳靠攏，雙手置於頭部後方。胸部與兩腳盡量抬高，膝蓋不要彎曲。事實上，你的四肢可能只能移動幾公分，但這對脊椎肌肉來說仍然是個很好的運動。重複做高次數的練習，或是做10～30秒的撐體都可以，隨你高興。因為這個變式的腿部動作不大，所以大腿後肌、臀肌及髖部所獲得的鍛鍊不如豎脊肌來得多。我個人還發現這項運動對於中背部偶爾出現的輕微痙攣有療癒效果，對於必須伏案工作者，更是消除背部疲勞的好方法，而且動作非常緩和，因此只要你喜歡，一天可以做上好幾次。雙臂向前伸直（像超人飛行一樣）則可增加力臂，稍微提高本式的難度。

後手翻

這似乎是必然的。當你的背部隨著下腰運動的練習而逐漸柔軟並且善於後仰彎曲後，不免會開始想：我是不是也能做一下「後手翻」？你對這項特技肯定不陌生，或許在電影裡都看過800次了。跳起後翻，很快地用雙手撐地，緊接著雙腳落下，敏捷得像隻貓一樣，很酷吧？其實，有想嘗試這個動作的慾望並非壞事，除了看起來炫目無比外，「後手翻」從許多方面來說都可算是下腰的增強訓練版，能夠以比下腰更有爆發力的方式鍛鍊脊椎肌肉、髖部及腿部，同時也讓全身以快速活力的方式運動。事實上，一旦你的髖部和脊柱已經透過下腰得到舒展放鬆，要學「後手翻」並不會太困難。只要你手腳夠快而且堅持不懈，就算是胖子也練得成，我就曾多次見過圓滾滾的武打影星洪金寶在他40幾歲時還能做「後手翻」。因此，真正的成功關鍵在於「自信」。我第一次嘗試「後手翻」時，因為半途退縮，差點就要撞得頭破血流。那次是在水泥地上，失敗的經驗從此將我的自信榨乾。當你第一次嘗試時，如果可以的話，最好是在厚的海綿墊上。「後手翻」是個快如電光石火的動作，箇中秘訣只可意會，難以言傳，所以要用文字描述實在有些縹緲虛幻，但我至少可以指點幾招。首先用力跳起，但不只是往上，還要同時往後跳。協調手臂與身體的動作，盡快將手甩高過頭部及背部。背部用力向後彎曲成弧形，頭部保持在雙臂之間，尋找雙手落下的地方。當你找到時，靠著物理動量將雙腿甩高，使身體向後翻。一旦練成「後手翻」後，你可能會接著想嘗試「後空翻」，跟「後手翻」動作類似，但是雙手不著地（如下圖），需要更多的腿部及脊柱爆發力，以及強壯的腹肌才可將膝蓋收起後翻。如果你想在訓練中繼續嘗試這類動作，「後空翻」是個很棒的開始，能夠讓你接著挑戰「踩牆後空翻」、「翻身腳刀」、「空翻轉體」等等特技。

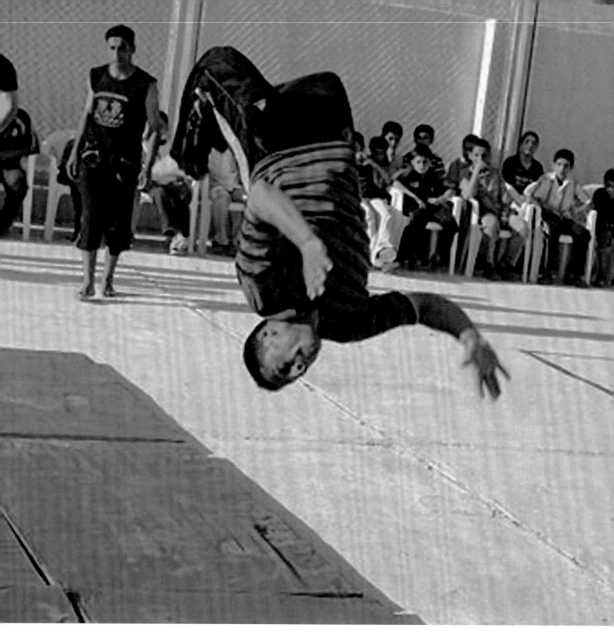

圖中的人正在做後空翻。注意他背部的弧形，
是正確動作所不可或缺，若無有力的脊椎肌
肉是絕對辦不到的。

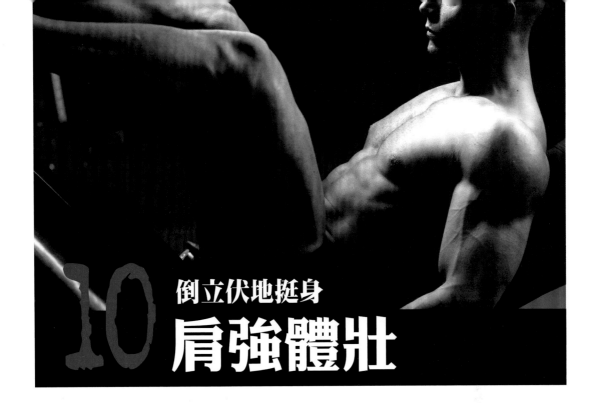

倒立伏地挺身
肩強體壯

10

說到最富有男子氣概的身體部位，大概就是「肩膀」了。自從阿特拉斯（希臘神話中的泰坦天神，因反抗宙斯失敗，被罰在世界西邊的盡頭扛住天空，避免其與大地合一。）以雙肩扛起蒼天，人類就開始根深蒂固地將肩膀和力量做連結。肩膀的主要肌肉——三角肌——傳遞軀幹主要肌肉的力量，完成幾乎所有的手臂動作，因此如果肩膀單薄，整個上半身也將連帶無力。寬闊的肩膀象徵力量和身體的優勢，這是其他體格意象所無法比擬的。

聽起來真棒！不過現代肩部訓練方法卻有個問題。

而且這問題還挺嚴重的！

肩痛要人命

說起來真叫人傷心，但肩部疼痛和力量訓練似乎注定是分不開的，彷彿是早餐必備的火腿和雞蛋、喜劇搭檔艾博特和科斯特洛，甚至是愛情與婚姻。不管你採用哪種訓練方式：健美、舉重、健身器材、器械訓練，總之，肩部疼痛就是陰魂不散的纏著力量訓練，兩者幾乎成了同義字。如果你已經採用負重或阻力機器訓練超過半年，你很可能或多或少有一些惱人的肩痛，如果沒有，那你真是少數的幸運兒，但如果你繼續這樣訓練下去，運動傷害也只是遲早的問題。

這些傷害大多集中在「旋轉肌群」，或許你對這個專有名詞不陌生，現今在討論運動傷害時總免不了被拿出來說嘴一番，和「前十字韌帶」並列兩大運動員最常受傷的部位。遺憾的是，雖然這些名詞大家都琅琅上口，但真正知道「旋轉肌群」是什麼、做什麼的人卻不多。首先，旋轉肌群並不是單一肌肉，而是好幾塊不同的肌肉，集結在肩窩共同控制著肱骨（上臂骨）。對解剖學有興趣的話可以認識一下旋轉肌群的四條肌肉：棘上肌、小圓肌、棘下肌以及肩胛下肌。肩頭上的大塊肌肉——三角肌負責手臂的主要動作，和闊背肌（側邊）、大圓肌、斜方肌（背部）及胸大肌協同帶動手臂上下左右，正如其名所示，控制上臂往前或往後轉動的就是「旋轉肌群」了。

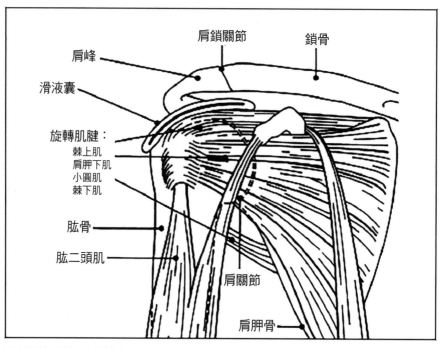

旋轉肌群的解剖圖，錯綜複雜又危機四伏。

「旋轉肌群」的工作相當重要，原因有二。第一，手臂在動作時是不停在旋轉的。即使是某些看起來相當筆直的動作（例如推或划），肱骨其實也是在往前或往後轉動以完成動作。動作越大，旋轉越大，這些過大的動作可能導致關節窩處的肱骨扭傷。這樣的旋轉很重要。手臂與鎖骨是靠著球窩關節相連，如果肱骨失去旋轉能力，上臂就差不多算是廢了。第二個原因則和「安全」有關。球窩關節的設計具有高效的活動能力，但相對的代價則是偏高的受傷風險。肩膀的旋轉軸心是相當脆弱、極易受傷的部位，尤其當肱骨強力扭轉時，旋轉肌群受到運動傷害的機率特別高。因此，在做槓鈴運動（尤其是臥推）時，旋轉肌群被迫承受相當大的壓力。周圍較大的肌肉，例如：三角肌、胸大肌、闊背肌等等，不僅較強壯，功能也相對簡單，能夠承受強度較高的負重，並且反覆對抗

阻力。至於比較小、功能也相對複雜的旋轉肌群，顯然不是被設計來應付這些重量訓練的。

一組槓鈴運動就足以讓旋轉肌群發炎疼痛，因此幾乎所有認真投入做重訓的人都曾有過肩部拉傷或其他傷害，一開始通常還不太嚴重，旋轉肌群及其相關的肌腱變得敏感、紅腫，肩膀可能拉傷。但是受到健身成效的鼓舞，這些狂熱分子繼續舉重，於是引發更多問題。因為旋轉肌群的生長速度比不上周圍的大塊肌肉，所以當那些肌肉變得更大、更強壯後，彼此之間的差距更大，旋轉肌群於是必須承擔更多壓力。隨著握推及肩推舉的槓鈴越來越重，肩膀受到的慢性傷害就越來越多，而因為不斷發炎的關係，這些人不在健身房時就盡量少動肩膀，免得一動就痛，甚至發出啪的爆裂聲。日常活動的減少終將導致柔軟度下降、血液循環不足，進一步使傷勢惡化，最後的結果就是成為肌腱炎、夾擠症、滑囊炎或五十肩。當這些舉重人士練到高段時，幾乎個個都免不了肩痛之苦，儘管他們「看起來」很大隻，甚至可能真的很強壯，但他們肩膀的健康狀況肯定非常糟糕，若給他們的肩膀照個關節內視鏡，結果往往慘不忍睹。大部分持續健身超過10年的資深舉重人士幾乎或多或少都患有肩關節炎，運氣比較背的最後會面臨一個或更多旋轉肌群的肌肉完全撕裂，而必須開刀治療。不管他們服藥或接受物理治療與否，都將與疼痛為伍。

真實與做作的肩膀運動

很多訓練力量的人都認為面對肩痛的唯一辦法就是學習與之共處，這不僅可悲，而且根本是錯誤的。信不信由你，有一個方法可以讓你鍛鍊出大塊、有力又實用的三角肌，而且自始至終都不會對肩膀造成傷害，但在瞭解如何練習以前，你必須先弄清楚到底是哪裡出問題。

問題肯定是有的，我們不應該逆來順受地學習與訓練所造成的疼痛共處。事實上，我堅信：如果訓練不能逐漸減少你日常的疼痛，那麼一定是哪裡做錯了。

那麼為什麼重量訓練會造成大量肩痛呢？直覺反應也許會認為問題出在負重過量，但其實並非如此。人體能夠在完全不對關節造成任何傷害的情況下，達到超凡程度的力量，事實上，人體是「想要」變強壯的。真正的問題在於所使用的運動性質，而重訓對於人體則是屬於「不自然」的。只要我們換成自然、「真實」的運動，疼痛自然不藥而癒。人體就像一部設計精密的機器，如果用錯地方，就會開始故障。相反的，只要正確使用，使其發揮所長，就不會有傷害了。

讓我們花點時間來仔細研究一下造成肩膀疼痛及傷害的兩大元凶：肩上推舉（軍式

舉、頸後推舉、挺舉等等）與臥推。（在此分類中，我加入了很多模擬這些運動的機械器材，它們的效果一樣糟糕。）這些運動的「正確」姿勢，要求手肘外翻於身體外側，以活化主要肌群。尤其是肩上推舉，就是靠著手肘在身體外側來刺激三角肌的中段纖維，這也就是頸後推舉問世的原因，因為槓鈴在頸後的路徑迫使手肘不得不保持在外側。在做槓鈴推舉時，要保持手肘不外翻其實相當困難，尤其是使用寬握姿勢時更是如此，這也正是大家在做肩上推舉時大多採用寬握的原因之一。而握推也沒有比較好，槓鈴由上向下往胸壓的動作同樣使手肘必須遠離身體。健美界視此手肘離身外翻、幾乎與鎖骨成一直線的姿勢為標準動作，認為這樣更能鍛鍊到胸大肌。所有的推舉通常都建議採用「全幅動作」，也就是在槓鈴碰到身體之後，再盡量將雙臂伸直推開。

這些動作及其變化完全就是不自然的。從人體生物力學的角度來看，其「標準」姿勢的主要特徵都是極其造作的：

1. 手肘外翻至身體兩側，以及
2. 槓鈴拉近與身體接觸。

我憑什麼說這兩點是不自然的呢？理解人體如何自然運動的最佳方式也許就是觀察人體的本能動作。找找和肩推類似的日常活動吧！看看一位父親是如何抱起小孩子，你可以注意到在向上推舉的本能動作中，手肘並未外翻，而是保持「向前」。事實上，如果你找個人把東西高舉過頭，只要姿勢許可，手肘一定都是保持向前的。因此，手肘外翻到身體兩側是完全不自然的，至於與身體接觸的推舉也同樣不合理。想想和臥推類似的本能動作，像是推動拋錨的汽車，或是推開攻擊你的人，你都不會讓自己的胸與要推的東西接觸，而是從手肘半彎的姿勢開始推起，因為身體很自然的知道如何才能更穩定的發揮最大的力氣。

如果我們以符合本能動作的方式舉重，健身房裡大概就不會有慢性傷害了。但我們總是自以為聰明，逼迫身體違反本能，操作一些不自然的動作，沒有漸進就算了，還強加負重，最後才覺得奇怪，不知道為什麼必須與疼痛共存。

上述與做作的推舉（肩推及臥推）相對的自然、真實的推舉動作之論述，正呼應著稍早有關旋轉肌群的段落。在184頁，我曾說旋轉肌群在負重而肱骨又強力扭轉的情況下，特別容易受傷，也曾說過度的動作會使肱骨在關節窩處扭傷，而槓鈴推舉的兩大要素：手肘外翻以及槓鈴壓胸、頸、肩，正是所謂誇張過度的動作，會造成肱骨扭傷。與肱骨相連的旋轉肌群，則是承受推舉槓鈴時所產生的大部分壓力。只要移除推舉的這兩大要素，幾乎就能解決所有慢性肩疾的問題了。

解決辦法

如果在旋轉肌群發炎、扭傷或撕裂時試著做槓鈴推舉，就會慘痛地發現大部分的疼痛發生在槓鈴下壓的時候，也就是臥推靠近胸肌或肩推靠近肩膀時。一旦在健身房裡出現肩部問題，只要將運動幅度減半，即只做原本推舉的上半部，也就是接近雙臂伸直的部分，就能立刻獲得舒緩。

許多人也發現如果把槓鈴換成啞鈴，就算還是用等量的負重，也可立即改善肩痛的症狀。有些教練會告訴你這是因為肩膀及手臂能夠比較「自然」地自由活動，但多數人都是聽得一知半解。其實改用啞鈴推舉時，真正改變的有兩件事情。第一，因為手肘不受槓鈴牽引外翻，所以可以自由地朝前推舉。如此角度的改變，就算只是一點點，也會馬上減輕疼痛。而用單手或雙手推舉一顆啞鈴的效果更好，因為手肘能夠更自然地往前移。第二，不管其他「專家」怎麼說，跟槓鈴比起來，使用啞鈴的運動幅度是減少的。以槓鈴做臥推或肩推時，可以使槓心下壓直到與身體接觸，但若換成啞鈴，身體就頂多只能碰到槓片的邊緣而碰不到槓心。由於槓片突出於槓心，推舉幅度因此得以減少幾公分，往往已足夠緩解槓鈴推舉所造成的不適。

如果你已經負重成癮，那就試試這些方法來減輕疼痛。但如果你也認同肩膀無與倫比的重要性，我建議還是放棄槓鈴、啞鈴，改作運動史上最自然的肩部運動——「倒立伏地挺身」吧！

力大無窮的倒立伏地挺身

在做倒立伏地挺身時，身體會本能的採取一個對肩膀相對健康的姿勢，手肘總是會被保持在身體內側，與胸肌相對。因為倒立時身體容易往前傾，所以手肘外翻到身體外側將會很難保持平衡。（在189頁可以很清楚的看到手肘前彎的倒立姿勢與手肘外翻的傳統槓鈴推舉有何差別。）此外，倒立伏地挺身不可能將身體壓得很低，也就不會造成肱骨過度扭轉、旋轉肌群不適。亦即你無法下壓直到肩膀碰到地面，就像肩推的倒立版，畢竟有一顆頭擋在中間。即便是很高段的倒立專家也只能下壓到下巴碰地，無法突破旋轉肌群的天生限制。另外，手掌張開的姿勢也比握住槓鈴還要安全。張開的手掌能夠平均分散壓力，讓前臂能夠健康和諧地施力。反觀推舉時握槓的姿勢，正是引起前臂及手肘問題（例如網球肘）的原因。可視為倒立變式的標準伏地挺身也是同樣的道理。只要做法正確，倒立伏地挺身是相當安全的。

單就有效訓練而不引起傷害這點，就足以讓倒立伏地挺身在訓練運動榜上佔有一席之地，其功用還不只如此，而是超乎想像的神奇。先從「力量」說起吧！倒立伏地挺身實際上就相當於是以肩部推舉自己的體重，若要以槓鈴訓練達到這個境界，可能得受無

數的傷並花上數年才辦得到，而事實上，很多人從未成功。但是一般人只消幾個月的功夫就可學會倒立伏地挺身，等於短時間內就能具備超凡神力與結實肩膀。

倒立伏地挺身同時也訓練平衡感與全身的協調，這是槓鈴或啞鈴所無法提供的。使身體上下顛倒的穩定動作能夠促進控制平衡的內耳前庭系統之效率，讓你隨時隨地不論倒立與否，都具備更強的平衡感與運動感知能力。

單就身體上下顛倒的姿勢來看也是大有益處。由於血液供給受到翻轉，動靜脈送血皆須與地心引力相抗衡，使得血管更柔軟、更強壯、更健康，而消化器官也是。至於在倒立時，頭部接受大量新鮮的血液，對大腦而言可說是一劑強心針，練習完成後，整個人會覺得精神百倍、煥然一新。

力量、肌肉、敏捷與健康，都可在單項運動中一次獲得，除此之外應該別無所求了吧？

完美的姿勢造就超凡的力量

倒立伏地挺身是個困難的運動，練習時難免會走偏而產生錯誤姿勢。最好的方法就是按部就班循序練習十式，從每一項運動中學習保持平衡、控制肌力、全身協調與力量運用。以下是一些訣竅，能夠幫助你在訓練過程中精進你的技巧。

- 倒立伏地挺身可以背對靠著牆做，也可以「自由倒立撐」——完全不靠其他支撐。後者對於「平衡」與「力量」有皆有相當的要求，而「囚徒健身」的主要目標是鍛鍊肌肉與力量，因此將偏重於靠牆的變化。若你對自由倒立撐有興趣，那麼先熟練前幾式靠牆的運動，這些練習將讓你有足夠的力量去應付只由雙手支撐的倒立伏地挺身。

- 前幾式將逐步訓練身心適應平衡及倒立，教你如何安全的踢蹬上牆再復原。先把這些基本功練好，切莫心急挑戰較炫的招式。

- 在踢蹬時，頭部不要離牆壁太近，至少15～25公分以上的距離能讓身體穩定得多。雙手大約與肩同寬，有些重訓人士可能會想把雙手分得更開，但如此一來將導致不穩而降低動作的效率。

- 在做倒立伏地挺身時，不要強迫手肘像在做軍式舉一樣分開，只要自然向內彎即可，筆直朝向胸前或斜向外側皆無妨，讓身體自己決定。

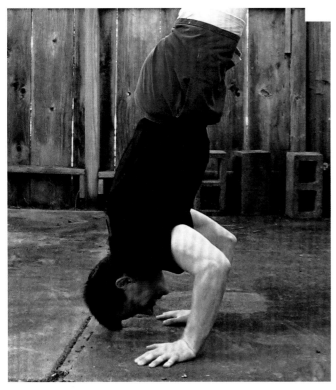
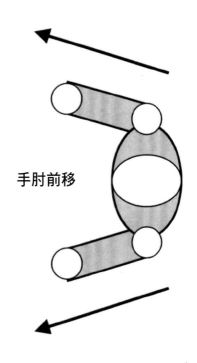

手肘前移

上圖顯示在做倒立伏地挺身時的手肘姿勢。注意手肘如何自動向前移，這是對旋轉肌群組織最自然、最安全的運動姿勢。

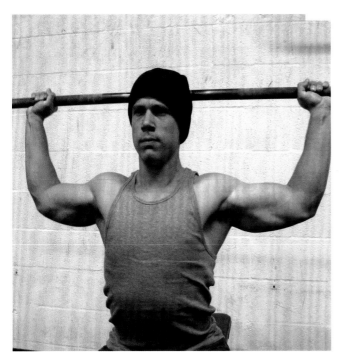
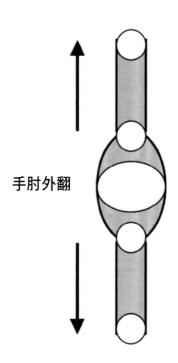

手肘外翻

上圖顯示在做槓鈴推舉時的手肘姿勢。注意手肘如何向外翻轉，這使得旋轉肌群處在一個危險而容易受傷的位置。

- 身體不要打直，允其自然彎曲，因此雙腳會比頭部還要靠後面一些（如194頁右圖）。此乃身體倒立時的自然平衡，是很好的本能技巧。故不要硬把身體拉直，但也不要讓背部過度彎曲，保持和緩的彎度即可。

- 一開始可能會想把整個背部緊貼在牆上分攤全身重量，但這是個不好的習慣，畢竟最後目標是只有「腳跟」與牆壁接觸。只要你遵照前幾點秘訣：雙手與牆壁間隔一小段距離、身體微微彎曲，腳跟自然就會是全身唯一與牆壁接觸的地方。因此不要嘗試其他詭異的姿勢。

- 久而久之，雙腳只須施以足夠保持平衡的力道於牆上即可。如果你想學會單靠雙手支撐的倒立伏地挺身，就嘗試慢慢減少雙腳施於牆上的力，將可不費吹灰之力的逐漸練成自由倒立撐。

- 有些人發現牆壁會磨腳，增加倒立伏地挺身時上下移動的難度。降低摩擦的方式有穿著厚襪子或是選擇平滑的牆面，我還看過有人在練習的紅磚牆上貼大力膠布，方便腳跟滑上滑下。如果你沒有這個問題，就無須理會本訣竅。

倒立伏地挺身系列

倒立伏地挺身這種徒手訓練相當具有挑戰性，而挑戰成功時的成就感著實令人滿足，更別說是駕馭自己身體的那種快感，絕對是槓鈴運動所無法比擬的。能夠翻身靠牆做起倒立伏地挺身，無疑是既帥氣又吸睛，但別妄想一步登天，以為隨手一撐就能做起「倒立伏地挺身」這種高段、費工夫的運動，而受過肩傷者尤然。就算是本系列的起手式，初學者最好也要先熟練伏地挺身系列的第六式「窄距伏地挺身」（見第五章）後再行挑戰，如此一來可鍛鍊雙手、前臂及肩帶支撐全身的力量。熟練第七式「偏重伏地挺身」也將強化旋轉肌群，緩解先前的肩膀問題，讓你做好準備以倒立姿勢撐起全身體重。

倒立伏地挺身系列運動一開始將先教你習慣倒立，第二式則有助於力量與平衡的轉換。其後各式則以倒立姿勢鍛鍊肌肉與力量，自此，你的肌肉將逐步接受各項考驗，直到完成終極目標——單手倒立伏地挺身。

訓 練 筆 記

STEP 1 靠牆頂立

分解動作	找一面堅固的牆，在牆腳放個枕頭、靠墊或一疊毛巾準備墊頭部用。雙手兩膝著地，頭頂置於靠墊上，頭骨距離牆腳約15～25公分。雙手分開約與肩同寬，手掌平穩置於頭部兩側。慣用腳的膝蓋向同側手肘拉近，另一腳向後伸直使膝蓋離地（左圖）。接著，慣用腳用力向下推，另一腳同時踢向半空，使雙腿向上往牆靠去。「感覺」到牆壁後，雙腿慢慢伸直與身體連成一線（右圖）。雙唇緊閉，鼻子平緩呼吸。撐滿預定的時間後，雙腿彎曲，以肌力控制回到地面。
深入解說	對任何想要挑戰「倒立伏地挺身」的人來說，第一個要熟練的技巧就是身體上下顛倒的姿勢——倒立。「靠牆頂立」便是該技巧的絕佳入門，只要少許練習，身體的血管及器官即可習慣突然倒轉的地心引力。在頂立姿勢中，全身都在頭部以上，因此對平衡感也是一大考驗，協助穩定的肩膀在過程中也獲得一些鍛鍊。
訓練目標	● 初級：30秒。 ● 中級：60秒。 ● 高級：120秒。
精益求精	多數人都能「靠牆頂立」撐住幾秒鐘，而最大的問題則是一開始的上牆動作。困難的地方在於「感覺」牆壁所需的推蹬力道。如果有困難，可以請朋友協助引導雙腿到正確的位置。

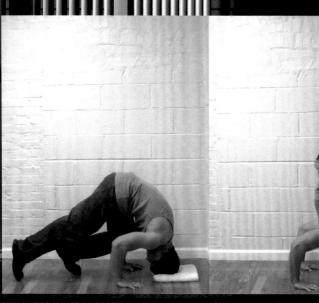

慣用腳的膝蓋向同側手肘拉近，另一腳向後伸直。

「感覺」到牆壁後，雙腿慢慢伸直與身體連成一線。

分解動作	兩膝分開，蹲坐在小腿上，雙手置於前方地面，分開大約與肩同寬。兩臂微彎，身體略向前傾，兩膝安置於雙肘外側（左圖）。接著，逐漸向前踮起腳尖，將重心逐漸從雙腳移往雙手。最後，重心完全轉移，雙腳離開地面。用力抬起雙腿，保持平穩呼吸，撐滿預定時間（右圖）。完成後，進行反向動作，將重心緩緩後移，直到腳趾再次與地面相接。
深入解說	「烏鴉撐體」能教你如何結合手臂與肩膀保持平衡。因為是靠雙手平衡撐起全身體重，所以本式為通往「倒立伏地挺身」的基礎。前一式已讓你習慣保持上下顛倒平衡，本式則更進一步助你發展肩膀、手腕及手指保持平衡的基本力量。由於本式並非倒立姿勢，因此須配合「靠牆頂立」先後練習，以結合發展力量及倒立平衡的效果。
訓練目標	● **初級**：10秒。 ● **中級**：30秒。 ● **高級**：60秒。
精益求精	本式的關鍵在於領會察覺獨一無二的支點，而其保持平衡的技巧就跟其他更進階的手部倒立一樣，在於善用敏銳的手指力量來避免前傾。如果有向前倒的傾向，手指就用力按壓。至於要避免後傾，則需好好抬高雙腿才行。

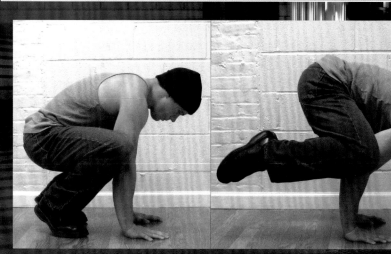

身體略向前傾，兩膝安置於雙肘外側。   用力抬起雙腿，撐滿預定時間。

STEP 3　靠牆倒立

<table>
<tr>
<td>分解動作</td>
<td>　　面向一堵堅固的牆，雙手分開約與肩同寬，平貼於距離牆腳約15～25公分的地面。雙臂近乎打直，膝蓋微彎，撐住全身。慣用腳的膝蓋向同側手肘拉近（左圖），然後用力向下推，另一腳同時由後向上踢。身體撐起後，慣用腳即離開地面，隨著另一腳往牆面靠去，雙臂則保持伸展，兩腿腳跟同時碰到牆壁。一開始可能會高估蹬起所需的力道，用力過猛而使背部及臀部也撞到牆壁，不過久而久之你就能掌握確切上牆的技巧。此時雙臂仍舊保持伸直，身體則成一線朝向牆壁微彎，這就是「靠牆倒立」的姿勢（右圖）。撐滿預定的時間，保持正常呼吸。</td>
</tr>
<tr>
<td>深入解說</td>
<td>　　「靠牆頂立」讓你習慣上下顛倒，「烏鴉撐體」讓你的手臂及手腕有足夠力量安全地透過雙手保持全身平衡。一旦熟練這兩種姿勢後，接下來該學的就是踢蹬上牆以雙手倒立的技巧，由於雙臂伸展的關係，因此會比踢蹬上牆以頭頂倒立還要困難。「靠牆倒立」能訓練你這個技巧，同時強化肩膀的基本力量。</td>
</tr>
<tr>
<td>訓練目標</td>
<td>● 初級：30秒。
● 中級：60秒。
● 高級：120秒。</td>
</tr>
<tr>
<td>精益求精</td>
<td>　　如果你有持續練習第一式「靠牆頂立」踢蹬上牆的動作，則本式應該不成問題。不過的確是會比較費力一點，所以如果一開始有困難，可先試著墊個箱子或椅子，再從其上蹬起。</td>
</tr>
</table>

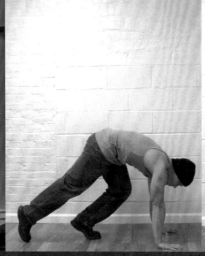

雙手平貼於距離牆腳約 15～25 公分的地面。　　久而久之你就能掌握確切上牆的技巧。

STEP 4 倒立半伏地挺身

分解動作	面向一堵堅固的牆，雙手分開約與肩同寬，平貼於距離牆腳約15～25公分的地面。雙臂盡量打直，以前一式的動作踢蹬上牆完成「靠牆倒立」。此時身體成標準的靠牆倒立姿勢——身體緊繃、雙臂伸直、身體微微彎向腳跟與牆面的輕觸點，此為「倒立半伏地挺身」的準備動作（左圖）。肩膀下壓，手肘彎曲，直到頭頂下降至原先距離地面一半的位置，此為結束動作（右圖）。停頓1秒，再用力向上推回準備動作。本式的上下幅度大約只有15公分，剛開始練習時小心不要誤判距離而降得太低。練習過程中保持平緩呼吸。
深入解說	單是在做第三式「靠牆倒立」的靜止撐體時，肩膀、手臂及軀幹即可獲得力量的鍛鍊，而本式的強度更高，能夠強化整個肩帶，打造有力的手肘及結實的肱三頭肌，胸大肌的上半部亦可一併受惠。
訓練目標	● 初級：1組，每組5下。 ● 中級：2組，每組10下。 ● 高級：2組，每組20下。
精益求精	前幾式的練習讓你能夠輕而易舉地踢蹬上牆完成雙手倒立，至於「倒立半伏地挺身」則更加要求上半身的力量。若是覺得上述的技巧過於吃力，則可先縮小動作幅度。肩膀輕輕下壓、手肘微微彎曲，儘管只移動幾公分也無妨。慢慢增加練習次數、逐漸擴大動作幅度，久而久之頭部就能下降到原先距離地面一半的位置。慢慢練習，你一定可以的！

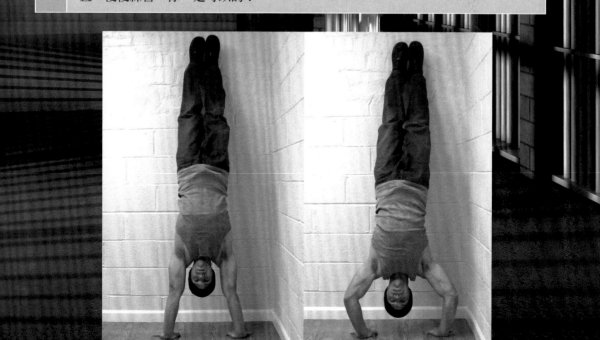

STEP 5　標準倒立伏地挺身

分解動作	面向一堵堅固的牆，雙手分開約與肩同寬，平貼於距離牆腳約15～25公分的地面。膝蓋彎曲，踢蹬上牆成倒立姿勢。若你已循序練前四式，此動作應該是易如反掌。如果你有自己的獨門上牆技巧，那也沒關係。徒手重訓不是體操，肌肉鍛鍊的部分才是重點，而不是上牆的方式。上牆之後，保持以腳跟抵牆，身體為向後彎，雙臂伸直，此為準備動作（左圖）。肩膀下壓，手肘彎曲，直到頭頂輕觸地面，此為結束動作（右圖）。以「輕輕寶貝」的方式保護頭部（見55～56頁），停頓1秒，再用力推回準備動作。在倒立運動中，務必使用肌力控制並且全神貫注，以確保安全。盡量維持平穩且均勻的呼吸。
深入解說	本式為「囚徒健身」的「標準倒立伏地挺身」，鍛鍊並強化肩膀、肱三頭肌、手肘、斜方肌、胸大肌及雙手，甚至對整個上半身都有提升力量的效果。不少人認為倒立伏地挺身應該要以「自由稱體」的方式操作，也就是不倚靠牆壁，但這對平衡與力量都將是一大考驗。所有早期的倒立專家都相信要有平衡之前，必先鍛鍊力量。
訓練目標	● 初級：1組，每組5下。 ● 中級：2組，每組10下。 ● 高級：2組，每組15下。
精益求精	由於槓桿原理的關係，下壓到底是最困難的部分。如果你無法做完標準的5下，就先縮小下降的距離，隨著力量增加再逐漸擴大。

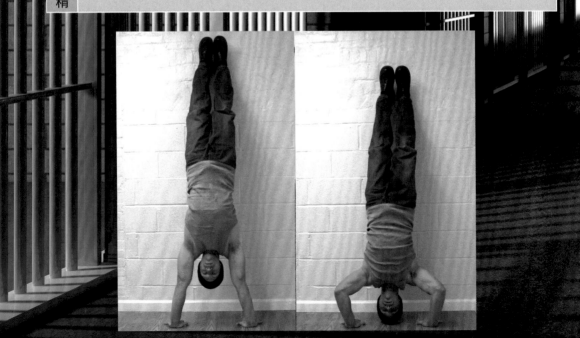

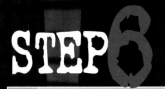
STEP 6　窄距倒立伏地挺身

分解動作	面向一堵堅固的牆，雙手食指相接，手掌平貼於距離牆腳約15～25公分的地面。踢蹬成倒立姿勢，雙臂伸直，身體微彎朝向腳跟抵牆處，此為準備動作（左圖）。肩膀下壓，手肘彎曲並保持朝前，直到頭頂輕觸地面（右圖）。以肌力撐住停頓1秒，再用力推回準備動作。
深入解說	「標準倒立伏地挺身」是很棒的基本運動，訓練你如何有效且協調地使用最強壯的推力肌肉。但若你想朝更進階的單手倒立運動邁進，則需要非常有力的肌腱，尤其是手肘、前臂以及手腕的部分。「窄距倒立伏地挺身」鍛鍊的正是肌腱力量，雙手靠近的姿勢使肩帶難以施力，增加手肘的運動而使其變強壯。
訓練目標	● 初級：1組，每組5下。 ● 中級：2組，每組9下。 ● 高級：2組，每組12下。
精益求精	如果你夠強壯，通常可以輕鬆地從某式的升級標準直接跳到下一式的初級標準。但要從「標準倒立伏地挺身」進階到「窄距倒立伏地挺身」時，最好不要操之過急，而要讓肌腱慢慢適應全身的重量。因此，一旦熟練標準倒立伏地挺身後（或是你覺得自己準備好時），應該每次練習讓雙手靠近3公分，有必要的話可以在地上做記號輔助。假如標準倒立伏地挺身的雙手距離45公分，那麼你應該要花「至少」15週的時間來練成「窄距倒立伏地挺身」，並視情況延長。

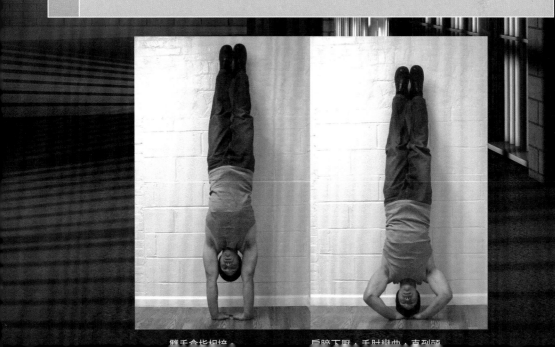

雙手食指相接　　　　　肩膀下壓，手肘彎曲，直到頭頂

STEP 7　偏重倒立伏地挺身

分解動作

　　在牆腳放一顆籃球，用你擅長的技巧在籃球旁踢蹬成「靠牆倒立」的姿勢，然後將一手手掌置於籃球上。這個動作乍聽之下很簡單，但其實很困難。在找到籃球前不到1秒的短暫時間（或許更長），你只能靠伸直的單手支撐全身重量。一旦手掌置於籃球上後，調整其位置使雙手大約與肩同寬。手掌撐地的手臂伸直，另一隻手臂則彎曲。盡量將體重平均分配於雙手，並保持平穩呼吸。此時肱三頭肌、肱二頭肌及肩膀必須非常用力，否則可能會無法控制籃球而墜地，此為準備動作（左圖）。接著，肩膀下壓，手肘彎曲，直到頭頂輕觸地面，此為結束動作（右圖）。停頓1秒，再用力推回。

深入解說

　　為了將自己推上去，必須把籃球固定好，如果沒有以等長收縮的肌力控制住，籃球很可能會往外滾，因此需要相當大的手臂及肩膀力量，以及媲美奧運選手的旋轉肌群。熟練本式者將擁有大猩猩的肩膀以及超級強壯的關節。

訓練目標

- 初級：左右兩手各1組，每組5下。
- 中級：左右兩手各2組，每組8下。
- 高級：左右兩手各2組，每組10下。

精益求精

　　使用籃球對於力量及平衡皆是一大要求，還必須有很快的反應力。我會建議大家一開始先用固定的物體代替籃球練習，例如一塊平磚、三塊磚頭疊起來或一塊空心磚。在獄中，很多人會把書本疊起來用，並視力量所及隨時增加高度。當其高度與籃球相當時，就可以換成籃球試試看了。總之務必小心，安全第一！

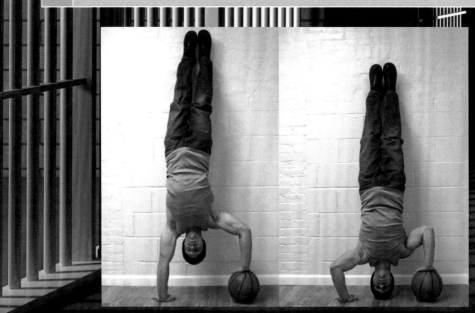

盡量將體重平均分配於雙手，並保持平穩呼吸。

肩膀下壓，手肘彎曲，直到頭頂輕觸地面，此為結束動作。

STEP 8　單手倒立半伏地挺身

分解動作	踢蹬成靠牆倒立的姿勢，身體微彎，腳跟抵住牆面，雙手與肩同寬，距離牆腳約15～25公分，雙臂打直。接著，逐漸減少其中一手向下的壓力，將重心移往身體另一側，使另一手承受越來越多的體重。如此持續數秒的時間，直到其中一手幾乎已無向下的壓力，再慢慢的提起該手手掌離開地面，向外伸展並保持身體平衡，以單手支撐全身，此為準備動作（左圖）。支撐手該側的肩膀下壓，手肘彎曲，直到頭部下降至原先距離地面一半的位置，此為結束動作（右圖）。停頓1秒，再用力推回。
深入解說	本式為此系列第一個只靠單手推起全身重量的運動，需要的不僅是強大的肩膀及手臂肌力，更需要非常強壯的關節、全身協調能力、絕佳的平衡感以及熟稔的倒立推升技巧。要藉由「單手倒立半伏地挺身」來健身，務必已投入至少半年或更長的時間竭盡全力練習前七式的運動，否則千萬別冒然嘗試，不然只會「討皮痛」，徒增運動傷害而已。
訓練目標	● **初級：**左右兩手1組，每組4下。 ● **中級：**左右兩手2組，每組6下。 ● **高級：**左右兩手2組，每組8下。
精益求精	本式非常困難，只有循序增加升降幅度才可慢慢練成。試著以手掌而非手指出力，如此一來將有助於推力肌肉的協調。

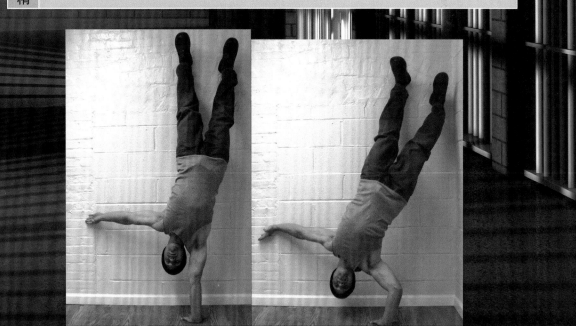

STEP 9 　槓桿倒立伏地挺身

分解動作	踢蹬成靠牆倒立的姿勢，雙臂照例分開與肩同寬，手指距離牆腳15～25公分，只有腳跟與牆面接觸，使身體成自然微彎。就跟第八式一樣，慢慢將全身大部分的重量（大約九成）移到一隻手掌上，接著翻起另一手，使手背著地，手指朝向遠處，然後往前伸直該手臂，並保持與地面接觸，而該手手指仍然承受些許壓力，此為準備動作（左圖）。保持掌心向上的手臂伸直，以肌力控制另一手的肩膀下壓、手肘彎曲，千萬不要讓自己成自由落體下降，否則會傷及頭部甚至扭傷頸部。當頭頂輕觸地面後，停頓1秒，此為結束動作（右圖）。接著，用力推回準備動作，手心手背同時用力。
深入解說	本式的進階動作恰為「單手倒立半伏地挺身」的完美銜接。前一式訓練你完成上半部的動作，而「槓桿倒立伏地挺身」則助你精熟更有挑戰性的下半部動作。掌心向上的姿勢使得輔助手難以使力，使你僅獲得足夠從底部推升的力量，藉此達到最大的肌力訓練。
訓練目標	● **初級**：左右兩手1組，每組3下。 ● **中級**：左右兩手2組，每組4下。 ● **高級**：左右兩手2組，每組6下。
精益求精	彎曲輔助手（手掌向上）的手臂使其靠近身體，可以增加可供運用的力臂。隨著力量增加，再逐漸伸展將手臂打直。

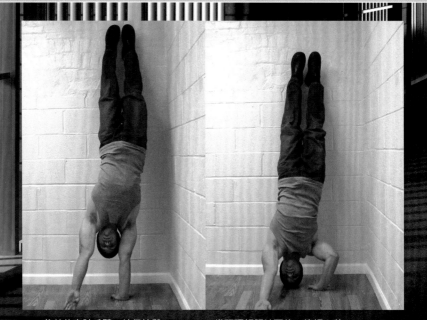

往前伸直該手臂，並保持與
地面接觸。

當頭頂輕觸地面後，停頓1秒。

單手倒立伏地挺身

分解動作	跟第八式「單手倒立半伏地挺身」一樣，踢蹬上牆成倒立姿勢，將重心移往身體一側直到僅以單手支撐。身體保持微彎，腳跟輕抵牆面，此為準備動作（左圖）。支撐手該側的肩膀下壓、手肘彎曲，直到頭頂輕觸地面，另一手保持待命，以防萬一，此為結束動作（右圖）。要推回準備動作時，可能需要一點爆發力，此時可藉由雙腿上踢的動作來輔助身體從底部升起。兩膝微彎，雙腿保持靠牆，接著猛然伸直以增加推力。
深入解說	忘了只會帶來傷痛的臥推吧！「單手倒立伏地挺身」才是肩膀及手臂的終極運動。只要按部就班循序練習倒立伏地挺身系列各式直到此終極式，你將以單純實用的千鈞之力打遍天下臥推手。若是換算成負重，對一個90公斤重的人來說，這相當於單手推舉90公斤，也就是雙手推舉180公斤的槓鈴！你認識多少能夠「舉起」180公斤的人？更別說要肩推了！而徒手重訓則可以讓你安全無虞的擁有如此神力，並保持健康的雙肩。
訓練目標	● **初級**：左右兩手各1組，每組1下。 ● **中級**：左右兩手各2組，每組2下。 ● **高級**：左右兩手各1組，每組5下。
精益求精	想要練成本式，必須循序漸增下壓幅度。事實上，要真正熟練本式，唯有靠多年，也許三年以上的練習才可達成。三年時間轉眼就過，何不努力讓自己屆時變得跟超人一樣強壯呢？

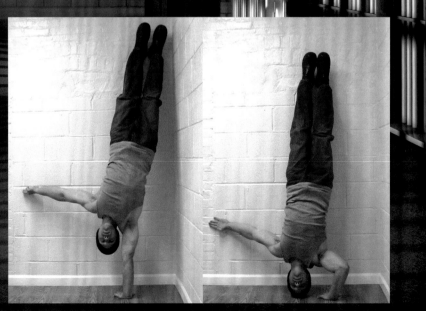

身體保持微彎，腳跟輕抵牆面。　　　此時可藉由雙腿上踢的動作來輔助身體
　　　　　　　　　　　　　　　　　從底部升起。

倒立伏地挺身系列

第1式	靠牆頂立 p192	練到可以堅持 2 分鐘後 進入第 2 式
第2式	烏鴉撐體 p193	練到可以堅持 1 分鐘後 進入第 3 式
第3式	靠牆倒立 p194	練到可以堅持 2 分鐘後 進入第 4 式
第4式	倒立半 伏地挺身 p195	練到 20 下 × 2 組後 進入第 5 式
第5式	標準倒立 伏地挺身 p196	練到 15 下 × 2 組後 進入第 6 式

升級進度表

第 6 式	窄距倒立 伏地挺身 p197	練到 12 下 × 2 組後 進入第 7 式
第 7 式	偏重倒立 伏地挺身 p198	練到 10 下 × 2 組後 進入第 8 式
第 8 式	單手倒立 半伏地挺身 p199	練到 8 下 × 2 組後 進入第 9 式
第 9 式	槓桿倒立 伏地挺身 p200	練到 6 下 × 2 組後 進入終極式
終極式	單手倒立 伏地挺身 p201	直到可以 5 下 × 2 組

超越顛峰

倒立伏地挺身系列雖然歷史悠久，但就訓練肩膀及上半身拉力肌肉而言，卻是套不折不扣的進階運動。因此我才會建議在肩膀、胸腔及手肘還不夠強壯到可以做「偏重伏地挺身」（見64頁）前，不要輕易嘗試倒立伏地挺身。一旦你練到能夠做好幾下本招的終極式——單手倒立伏地挺身，你的肩膀及肱三頭肌將會強壯到人體的極致，不但能擁有超凡神力，同時肌肉也將根據你的骨架大小做出最結實的發展。

因此，想要超越本招的巔峰，幾乎是癡人說夢。畢竟這已經是相當進階的運動，根本用不著更高深的方法來鍛鍊力量。除非你天賦異稟，一路順利練到單手倒立伏地挺身後，還想繼續鑽研更難的技巧，那麼我會建議在「協調性」上下功夫，學習不靠牆面的引導，而以自由倒立撐的方式倒立。

如果你已經正確地熟練本招第二式「烏鴉撐體」，那麼要開始練習「自由」倒立應該相當容易。只要將撐體姿勢（如193頁右圖）前傾，然後雙腿慢慢向上伸展，接著雙臂完全打直，就完成倒立了。一旦你已經進階到至少本招的第四式，就有足夠的力量可以上推倒立，只需要再下點功夫練習保持身體平衡，而關鍵則在於透過手指的下壓來協調身體的前傾。彎曲的身體讓你容易向前傾倒，而手指壓力則可決定身體重心向後移的幅度。一開始這兩個像度各行其是，此時你便要調整手掌的位置（基本上就是把雙手當作雙腳移動），避免倒立姿勢垮掉。一旦你熟悉這兩種力的平衡後，你就能夠以雙手倒立一段長時間了。

用不了多久，你就能不靠牆壁做出驚人的倒立伏地挺身。採用平行雙槓更可增加本運動的難度（如下頁圖），讓你下降得比平常還要低。此外，你還能用參差不齊的物體（例如椅子、階梯）來練習單手倒立、自由單手倒立伏地挺身。手部倒立是非常吸睛又令人滿足的動作，絕對比在槓鈴上堆放一疊槓片要來得有益。

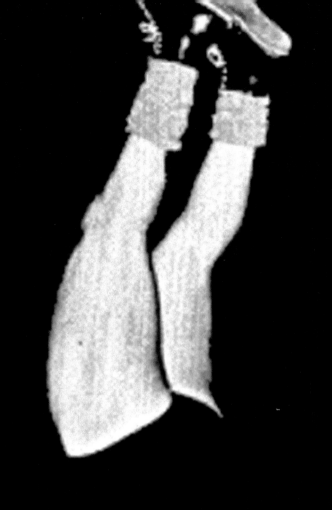
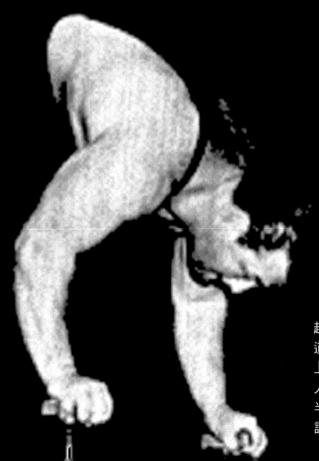

超級強壯的舉重冠軍
道格赫本在強化支架
上做倒立。他將其超
人破表的推舉力量泰
半歸功於對傳統徒手
訓練技巧的掌握。

延伸變式

　　肩膀的功能主要是抵抗地心引力向上推舉，因此好的徒手肩膀運動屈指可數。只要有槓鈴或啞鈴，操作起來其實也很容易，往上推舉即可，就像肩推、頸後推舉、強力推舉、挺舉等等那樣。但若你沒有槓鈴、啞鈴而又想好好鍛鍊肩膀的話，大概就只能靠倒立姿勢了：將全身上下顛倒，然後以此姿勢垂直推舉。好消息是仍有幾項變式對肩膀健康相當有益，能夠補徒手體操在此方面之不足，可謂不幸中的大幸。

馬里昂伏地挺身

　　「馬里昂伏地挺身」為一種高強度、漸進式的「下斜伏地挺身」，是我在馬里昂監獄服刑時所學到的技巧。「下斜伏地挺身」就是將雙腳墊高後再做伏地挺身，如果雙腳墊得夠高，胸肌鍛鍊的程度會減少，同時前肩部分的肌肉運動量則會增加。這在馬里昂是非常熱門的牢房運動，由於十式並不廣為人知，因此大家多以此為倒立伏地挺身前的銜接運動。最常見的練習方式是從50下標準伏地挺身開始，做到50下後，就進階到40下雙腳墊高在臥鋪的下斜伏地挺身，接著是30下比臥鋪略高的馬桶下斜伏地挺身、20下臉盆下斜伏地挺身，最後是把雙腳固定在比臉盆還高的牆面上做10下的下斜伏地挺身，並標記雙腳在牆上的位置，然後逐次增加高度，每次則一樣保持10下，最後就能到達接近靠牆倒立的姿勢，並做10下標準倒立伏地挺身。馬里昂伏地挺身是一套有趣的漸進式倒立運動，但就我個人的經驗來說，其效果並不如結合十式一般伏地挺身與十式倒立伏地挺身來得好。因此，照著十式練習，將可更快、更輕鬆地鍛鍊出強而有力的肩膀。

靜力推舉

　　身體直立，雙手張開於肩膀兩側，手臂彎曲外擺擴胸，手肘盡量向後收，彷彿要用肩胛骨夾碎堅果一樣。接著手臂及軀幹的肌肉用力繃緊，雙手握拳慢慢向上推舉，同時吐氣，直到手臂伸直時，停頓並用力收縮2秒。接著一邊吐氣，一邊以反向動作收回雙手，再重複操作。儘管手肘外翻的幅度很大，但因為沒有額外負重，所以還算安全。這項運動顯然難以衡量成效，但隨著肩膀及其拮抗肌群越來越強壯而能以更大的力量收縮，因此還是確實有在進步（此原則適用於所有等長收縮的靜力運動）。靜力推舉是個很好的強化技巧，對旋轉肌群也相當有益，而且能讓肌肉燃燒，進行高次數的練習後也能流不少汗，但還是不應以此為健身運動的主力。

風車

　　幾乎每個人都做過這個很棒的熱身運動，只要雙臂向兩側伸展，接著開始繞圈即可。這個動作其實相當有勁，而且所需的柔軟度比一般人以為的還要多，因此別一開始

就胡亂搖擺，否則可能會造成熱身不足的肌肉拉傷。先從小於飛盤的圓圈開始繞，等到肩膀鬆開後，再漸漸擴大半徑至個人動作極限。每組做50下完整的繞圈，連最緊繃的身體都能獲得充分的熱身，但別忘了要再以反向繞圈做相同的次數。另一個難度稍高的版本是「反向風車」，也就是兩隻手臂以相反方向繞圈後再對調操作。

倒立行走

能夠輕鬆做出倒立撐體後，難免就會想利用雙手來倒立行走。倒立行走一開始有點困難，但只要你已藉倒立姿勢練出一些力量後，接下來就只要稍微重新適應即可。一旦掌握住訣竅，便能以雙手輕鬆地四處長時間走動。不過這項運動並無法鍛鍊什麼力量，因此若想嘗試比較困難的版本，可以試著倒立下樓（挑比較短的樓梯或是從中段開始，以免跌倒受傷），等你能夠安全無虞地操作後，再練習倒立上樓，這就真有鍛鍊力量的效果了。

虎式倒立

這項運動不僅展現平衡與協調，更是強大力量的象徵，因此是早期的力士們所偏愛的經典上半身運動。首先，不靠牆壁做出倒立稱體，然後身體下壓直到上臂完全貼平地面，撐住片刻。這時雙臂就像隻老虎的前掌（見下頁圖），故得其名。接著，若是你夠強壯，雙腿可向上踢蹬，帶動身體向上撐回原本的倒立姿勢，不過這個部分的動作就需要非常大的力量了。虎式倒立能讓肩帶獲得強力的鍛鍊，但效果主要集中在肱三頭肌、手肘以及前臂外側。能夠掌握這項古老技藝的大師將擁有如鈦合金打造之輪軸的強壯手肘。

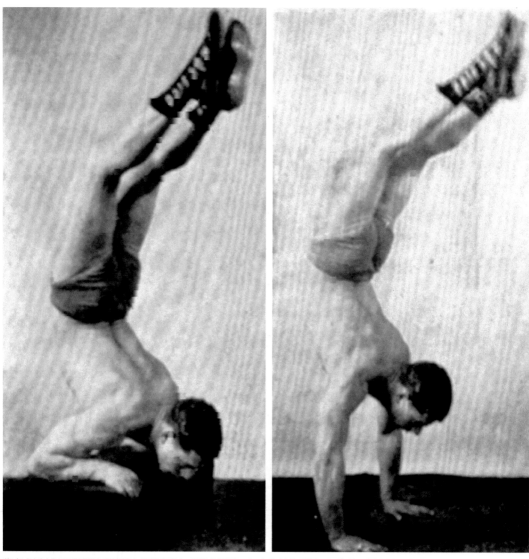

像虎式倒立這種早期徒手訓練大師們所熟知的強力運動，如今在健身房裡已不復見。圖中的運動員是 1920 年代有名的力士席格 · 克萊恩，體重雖僅有 70 公斤，但手臂孔武有力，能夠單手將一個普通人高舉過頭，還可拿 45 公斤重的啞鈴輕鬆地做交替推舉。

第 3 篇

自訓

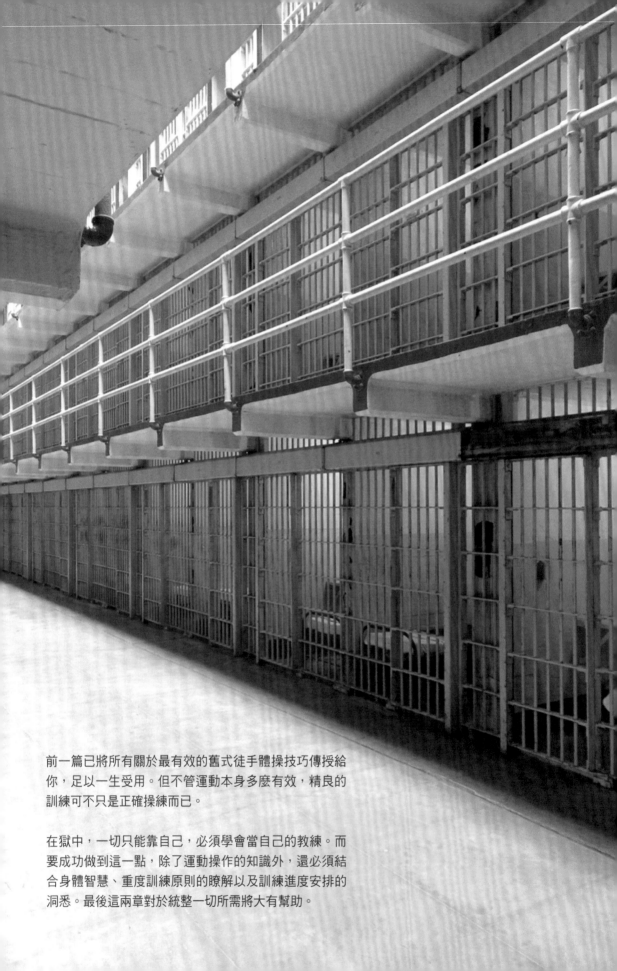

前一篇已將所有關於最有效的舊式徒手體操技巧傳授給你，足以一生受用。但不管運動本身多麼有效，精良的訓練可不只是正確操練而已。

在獄中，一切只能靠自己，必須學會當自己的教練。而要成功做到這一點，除了運動操作的知識外，還必須結合身體智慧、重度訓練原則的瞭解以及訓練進度安排的洞悉。最後這兩章對於統整一切所需將大有幫助。

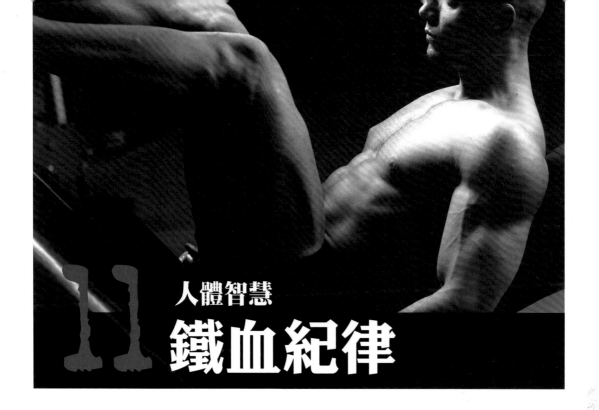

人體智慧
11 鐵血紀律

在前六章中，我已概述修練「六招」所需的一切運動，在獄中，幾乎所有要健身的人於服刑期間都或多或少做過這些運動。

但我個人從事教練的經驗告訴我，只給想要成為徒手體操專家的人一張運動清單是不夠的，無論那些運動多麼好。即使你為他們量身打造絕佳的訓練計畫，仍舊少了些什麼。

而缺少的正是成功訓練的「關鍵因子」，也就是對任何訓練眉眉角角的內在瞭解，例如懂得正確熱身的方法、進展的理想步調、或是訓練份量的調整（加強或減輕）。

這些眉角絕非黑白分明，與其說是科學，其實更像是藝術，而非簡單的知識，無法只靠紙筆記下交給別人，是透過經驗所得到的主觀內在瞭解，是「身體的智慧」，而非概念的記憶。

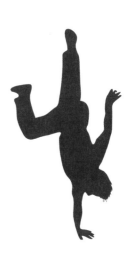

我的確擁有豐富的經驗，其中很大的一部分更是從錯誤中學習。身體知識的習得需要時間累積，若是認為能夠把這些有用的訓練資訊從我腦中取出放到你腦中，那可真是太異想天開了。事情可沒那麼簡單，不過至少我能夠為你指點迷津，助你找到自己的方向。

讓我們從頭開始吧！

熱身

想像一下從冰箱拿出一片莫薩里拉起司，然後拉扯它，結果會碎裂成塊，對吧？但若先放到微波爐裡加熱幾秒鐘後再拉扯，就會變得柔軟而有彈性，不會碎裂了。人體的肌肉細胞跟這個情況很類似，當身體冷冰冰時，細胞會比較脆弱而容易受傷；當身體熱呼呼時，細胞會比較柔韌而富有彈性。這就是為什麼有概念的運動員懂得事先熱身，因為如此一來不但可降低受傷風險，更可讓神經系統做好運動準備，促進新鮮、有避震功能的滑液分泌潤滑關節，並且使心神專注在眼前難度較高的動作上。

熱身所需的分量取決於多個因素，例如氣溫、訓練內容和個人年紀（越年長的運動員需要熱身越久）。我個人並不熱衷於過久的熱身，而是偏好盡快進入訓練主題。我看過很多人健身前喜歡分好幾階段熱身，例如先做心肺讓心跳加速，接著拉拉筋，然後幾組輕鬆的肌力運動，最後才開始預定要做的訓練。有些人甚至在開始訓練前做了將近一小時的熱身呢！

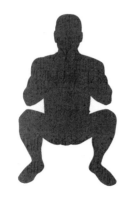

對我來說，這實在是太誇張了，根本不需要那麼超過。最有效的熱身應該是從簡易版的預定訓練動作開始，做2至4組難度與次數漸增的運動。如果你還年輕且沒有關節問題，做2組即可；如果你年紀稍長、身體不好或天氣寒冷，才做3或甚至4組。4組以上的熱身運動就只是白費力氣，多此一舉。除非有傷在身，那麼我會建議針對患部多做一點額外的簡易熱身，1組輕微無痛的高次數（30下或更多）運動，再接著做一些緩和的伸展，這樣就夠了。在運動前好好熱身，讓血液充滿患部並加以保護。

由於個人能力程度的差異極大，因此難以界定確切的熱身步驟。基本原則是先做1組20下的熱身運動，接著降為1組15下，之後就可以開始鍛鍊了。至於力道，別一開始就火力全開，兩組熱身運動都只需用50%左右的力道。換句話說，第一組熱身應該選擇你至少能夠做40下的運動，第二組則是至少30下。次數較低的第二組熱身難度較高，理所當然地將顯得比較費力。第一組熱身喚醒即將鍛鍊的肌肉，隨著難度提高，第二組熱身將使肌肉開始發熱。完成兩組熱身後，你應該感到興致勃勃、蓄勢待發，而非精疲力竭。

你應該根據正在練習的招式，選擇該系列前幾式已經練過的動作來當作熱身。例如，假設你打算練習伏地挺身的第六式「窄距伏地挺身」，那麼你的第一組熱身，就可以做20下的第二式「上斜伏地挺身」，第二組則做15下的第三式「跪姿伏地挺身」。整套伏地挺身訓練看起來可能會像這樣：

組次	運動	每組次數
1. 熱身組 1	上斜伏地挺身	20下
2. 熱身組 2	跪姿伏地挺身	15下
3. 訓練組 1	窄距伏地挺身	14下
4. 訓練組 2	窄距伏地挺身	12下

若是你才剛開始練某系列的頭幾式，顯然就無法完全套用這條規則來熱身。這時候你可以直接做 2 組正在練習的動作當作熱身，並且根據年紀、天氣等因素自行判斷，如果需要延長熱身，最多再做 2 組第二套熱身，每組12下。

有些人會建議做緩和運動。緩和運動的概念來自於維多利亞時期的運動學家，他們認為若是心律急速下降，將造成身體內傷。現在大家都知道這是個錯誤的觀念。有些人則認為緩和運動可以避免或減輕隔天的痠痛，我個人是從沒遇過，也不相信這個說法。所有緩和運動對肌肉來說都是額外的負擔，既然如此，又怎麼能夠減少傷害呢？因此，我沒有習慣做緩和運動。在嚴格的訓練後，我會在牢房裡來回慢走，或坐在臥舖上深呼吸，對快速放鬆及恢復平靜大有幫助。如果你真的因為某些心理因素而喜歡做緩和運動，那麼還是可以進行，只要把熱身運動倒過來操作即可。

慢工出細活

不少人一開始訓練就想全力以赴，但別忘了耐心毅力與嚴格鍛鍊同樣重要。我總是建議徒手體操新手不論體格有多強壯，都從起手式練起。你沒看錯，「六招的每個系列運動都要從起手式開始訓練起」。要克制住直接跳到第三、第四、第五式甚至是第六式的欲望，從最簡單的動作開始，然後逐漸提高強度，至少花 4 週的時間調整至感覺費力的程度、大概「2 個月」的時間到幾乎竭盡全力。

很多人斷定前幾式過於容易，認為從頭練起實在太慢了。但從長遠來看，從零開始慢慢來才是比較有益的。這麼做可以強化關節，訓練協調能力、平衡感、節奏與時間的掌握，養成扎實的核心力量，並且激發挑戰難度更高的運動動機。

透過徒手體操增強體魄並非專屬於年輕人的風尚，而應該是每個人終生奉行並從中受益的運動。如此看來，投入短短幾週的時間精熟基本、簡單的動作，並不算太久吧？

欲速則不達

為何應該有條不紊地慢慢完成任何訓練課程，其背後有個相當充分的理由。這理由和培養訓練節奏有關。基本上，也就是說如果你以較慢的步伐累積到全速前進，會比一開始就匆匆忙忙地趕路還快達成目標。這乍聽之下有點矛盾，但卻是個事實。

健身界前輩皆深諳此理，總是把「切磋琢磨」、「蓄勢待發」等詞掛在嘴邊。經驗老到的舉重教練常常用一句話來告誡衝動魯莽的年輕選手：
「適當的重量帶你上天堂，過度的重量帶你下地獄。」

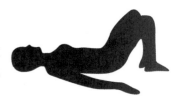

不幸的是，現代人對此法卻是一竅不通，一開始訓練往往就一頭熱血地猛栽進去挑戰極限。而部分原因則是文化所導致。我們活在一個「速求」社會，現代年輕人不把耐心當作美德，連成年人也是（這就是為什麼美國負債累累，因為我們「現在」就想要收成，而不願等待結果）。類固醇則是另一個助長現代人期待隔夜奇蹟的幫兇。儘管類固醇帶來的效果短暫又不健康，但其速度之快，仍舊讓按部就班奠定訓練基礎的古老技藝近乎失傳。

蓄勢待發

你可能曾聽過「切磋琢磨」這個老掉牙（但卻出乎意外的重要）的詞語被用在訓練流程或課程，或是讀過關於「蓄勢待發」的訓練方法，但如果還是一知半解的話，且讓我來細說分明。

簡單來說，你訓練得越賣力，效果就越突出。因此，不少學員就認定變強變壯最快的方法就是盡其所能賣力地鍛鍊。不幸的是，極其賣力的訓練也有缺點，尤其是對一般正常的人。原因在於這麼做會耗盡體能、降低訓練動機，甚至傷害關節。當你盡全力訓練時，可能會發現自己一時之間突飛猛進，但效果往往只持續幾週，最多一兩個月，接下來身體就會罷工抗議而停滯不前了。人體發展肌肉和肌力的能量有限，若是在不靠藥物的情況下毫無節制地訓練，不但一鼓作氣不成，反而很快就會再而衰、三而竭了。

相反的，當你有所節制的訓練，雖然沒辦法得到全力以赴那樣明顯的效果，但多少還是有的，而且還可以如溫水煮蛙般更加持久。幾個月後，節制訓練所鍛鍊出的肌肉和力量反而比速成見效但把自己累得半死的賣力訓練還要多上許多。

舉個例子吧！我曾教過許多熱血菜鳥練習六招十式，如果今天我要教兩位不同的獄友伏地挺身系列的十式運動，而他們具備相同的身體素質，但卻有不同層度的耐心毅力，結果會是如何呢？

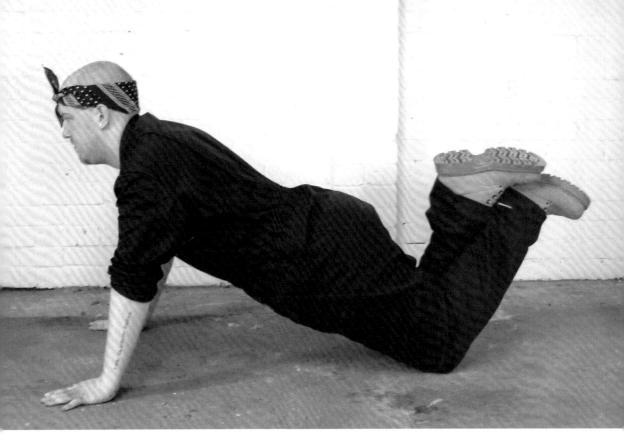

每個人在最初幾式都必須下點功夫。

操之過急

其中那位善變而講究速成的小子，看了看這十式後，認為自己夠強壯可以完成第五式「標準伏地挺身」，於是就直接操作了。他賣力地訓練，並且只花了兩週的時間就達到升級標準。很厲害，是吧？

他接著挑戰第六式「窄距伏地挺身」，但因為沒有投入時間打好肌力基礎，所以操作起來遠比原先設計要困難許多。不過受到先前成功經驗的激勵，他依舊盡量賣力地鍛鍊，結果太過賣力了。他非但沒有給予身體足夠的時間來培養所需的力量，甚至在體力逐漸下降之際還週週增加每組的訓練次數，導致體力漸漸透支而搖搖欲墜。努力四週後，他幾乎達到 2 組各20下的升級標準了。一心只想著升級，他奮力一推，硬是擠出非常勉強的 1 下，然後說服自己已經達到升級標準了。他相當滿意自己的「成就」，儘管他實際上並沒有那麼強壯。因為他從不給身體時間適應難度更高的動作，所以關節跟著出現惱人的疼痛，而他糟糕的訓練技巧當然也無助緩解。

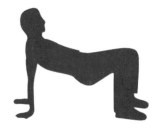

隔一週（開始訓練後的第七週），他做好心理準備要挑戰第七

式「偏重伏地挺身」，但卻既震驚又失望地發現自己連 1 下都做不到。他奮力掙扎推撐疲憊的肌肉，可是無論如何賣力，就是沒辦法。他的身體彷彿有千斤重，而僅僅 1 下的偏重伏地挺身則像一座高不可攀的山峰。他開始沮喪，因為他心裡始終認定自己進步神速，卻沒來由的遇到瓶頸，困惑迷茫之下，就開始歸咎訓練課程或斷定自己其實根本不是練徒手體操的料。於是他另外嘗試新的鍛鍊方式（但終究還是會搞砸），或是完全放棄健身。他的徒手體操之旅只持續了短短七週，除了肩痛和失望外，所剩無幾。

按部就班

另一個小子也渴望看到成效，不過他腦袋比較聰明，懂得壓抑自己的渴望，耐心等待。跟前一個人一樣，他也相當確定自己可以直接做幾下「標準伏地挺身」（第五式），但他並沒有那麼做，而是從起手式「推牆伏地挺身」開始練起。起手式對他來說簡直易如反掌，但他還是照著做。他的關節從開始練習的第一天起就隨之強化適應。慢慢增加推牆的每組次數，直到過了一個月達到升級標準後，他才進階到第二式「上斜伏地挺身」，難度比前一式略高，他也開始對練習技巧有「感覺」。他堅持照表操課，不知不覺慢慢地打造出肌肉與肌腱的力量。又過了一個月，他才進階到第三式「跪姿伏地挺身」。在他耐心操練之下，第三式做起來就跟起手式一樣輕鬆，儘管事實上是難度高出許多的運動。

在三個月內，他終於撐在地上開始練第四式「半伏地挺身」。此時他開始覺得自己的推力肌肉變得比較結實、比較強壯，也明白知道自己其實可以直接做好第五式的動作，但他還是按捺住內心的衝動，規規矩矩地把精力投注在「半伏地挺身」上。一個月後，他總算開始練第五式「標準伏地挺身」。此時他所累積的動機可說高漲洋溢，要求動作對他來說一點也不困難，感覺起來好像在水底操作般容易。不過他依舊一下一下地做，而且因為沒有造成任何運動傷害，所以他能夠確實做好每一下，雕塑出如教科書標準的動作姿勢。這小子自己沒有意識到，但他的耐心努力已經使他變得強壯許多。

在五個月內，他毫不費力地練到了第六式「窄距伏地挺身」。前一個操之過急的傢伙覺得頗有難度，但這位按部就班的小子卻是不懂哪裡有什麼困難的。也許比起前一式真有那麼一點難度，但還在他可以掌控的範圍之內。此時他已經習慣從容不迫地練習，以標準姿勢做好每一下動作，再慢慢提高次數。過沒多久，他來到了第七式「偏重伏地挺身」。前一個例子的傢伙連一下都做不成，咱們這耐心的小子卻是輕輕鬆鬆就達到初級標準所要求的次數，甚至覺得只要再撐一下，他其實可以直接達到升級標準，但他還是忍住，保存一點肌力，「蓄勢待發」。

幾個月的時間過去，轉眼來到第八式「單手半伏地挺身」，難度又稍微更高了一

些，他必須更加賣力練習，但還沒到令人受不了的地步，他也因此更有自信。此外，他還注意到自己身體起了一些變化：胸肌厚實了，上臂多了以前沒有的馬蹄型肌肉，肩膀更加圓潤，三角肌上則出現蚓盤怒張的青筋。

到他開始練第九式「槓桿伏地挺身」時，覺得要完成目標次數似乎有些困難，於是他重新打起精神，專注在保持姿勢標準，然後逐漸提高次數，而且唯有準備妥當時才增加1下。即使接近升級標準了，他也不會全力衝刺，只要覺得自己沒辦法再繼續保持標準姿勢，他就不會勉強做下去。與其隨隨便便地做，他選擇把那標準的1下保留到一兩週後。你知道嗎？他最後還是做到了！

相較於前一位操之過急，意圖抄捷徑的傢伙，近路走不成反倒短短七週就慘烈出局，另一位身體條件相當者則是安安穩穩地訓練了將近一年，在此期間，他征服了眾所期望的伏地挺身終極式，增加了肌力與上半身的肌肉量，連襯衫尺寸都因此必須改穿大一號，更不用說他充足的自尊與自信了。接下來的一年，他決定要挑戰「單手倒立伏地挺身」。辦得到嗎？絕對沒問題！照他那樣訓練，怎麼可能會失敗呢？

這才是達到實際、持久效果的有效方法。忘了那些標榜讓你一夜長肌肉、增肌力的書籍，他們全都是華而不實的把戲，只會帶你走向失敗與失望。

強度

雖然我並不鼓勵衝動魯莽的鍛鍊方式（超出安全範圍、姿勢不正確），但並不表示你不應該「盡力」訓練，你是應該的。只要關節和肌肉準備就緒，你就應該全力以赴。

盡力訓練是達成目標的關鍵。但徒手重訓的「盡力」並不表示要榨乾所有力氣直到動彈不得為止。只要你按部就班地練，盡力做到你所能負荷的最難動作，但當你無法維持所要求的標準姿勢時，就該斷然結束該組練習。而當你進步後，你可以利用「部分動作」或「停頓休息」（就是將短暫停頓當作休息，再繼續額外做一兩下）的方式來增加同樣是一組練習的難度。但別忘了要隨時注意、保持安全。就徒手體操來說，訓練到完全精疲力竭並非好事，正確的做法是隨時保留四肢體力，才能控制身體。訓練到體力透支，尤其是在倒立運動（例如倒立伏地挺身）或懸掛離地（例如抬腿或引體向上）時，是相當危險的。切記務必要保留一點體力。

大部分健美和力量訓練課程都包括「循環」和「週期」的概念，藉此在訓練過程中調整強度，也就是說訓練強度有時低、有時中、有時高。健美和健力中常常需要那麼做，因為其重訓方式會造成關節不適、干擾人體免疫系統的運作，而正確的徒手重訓則無此問題。健美選手「必須」暫時放下他們所能承受的最大重量，否則會造成運動傷

害，導致身體不適或透支衰竭。徒手體操高手是不需要進行這種固定的「降級運動」的。你不用變換強度，而應該「隨時以十式中所能負荷的最難動作為操作目標」，只要你：

- 已遵照213頁之「慢工出細活」的建議。
- 動作姿勢都很標準。
- 沒有生病或身體不適。
- 沒有受傷或受傷的徵兆。
- 能達到該項運動初級標準所要求的練習次數。

　　如果你因為病毒入侵或細菌感染而生病，那麼嚴格的訓練會使你的免疫力下降，可能因而拖延病情。如果你體力足以訓練，則降低動作難度，並且謹慎操作。如果你有傷在身或有受傷的徵兆，通常還是可以繼續訓練，事實上在多數的情況下你「應該」要繼續訓練，藉此讓患部獲得足夠的血液，幫助其盡快復原。說起來這實在是一門藝術啊！

　　本書第二篇的各項運動都已敘明其「初級標準」，通常是5下左右。如果你無法以正確的姿勢完成設定的次數，操作起來將感到吃力並可能受傷。因此若達不到某式的「初級標準」，就先回到前一式繼續練習，注意姿勢正確，增加每組次數，想辦法提高該項運動難度。當你覺得準備好了，再行挑戰下一式。

進步

　　這牽涉到另一個議題：如何在十式中的各式進步？一般來說相當容易，只要達到「初級目標」後，再以每隔一兩週（難度較高的運動可能每隔三四週）增加1下為目標即可。只要持之以恆，很快就能做到1組10下，接著就開始分成2組練習。

　　持續分別增加2組的次數，很快又能達到「中級目標」。達到之後，如果該項運動的「升級標準」要求3組，才需再增加第三組練習（大部分不用）。持續增加每組練習次數，並且保持標準姿勢，直到你達成「升級標準」，然後才進到該系列的下一式。

　　只要遵循以上這個簡單的進步方法，你最終都能練成各招的第十式，也就是人人稱羨的終極式。當你成功後，別忘了給自己按個讚，因為這可是了不起的成就啊！但這還不是巔峰，通往更強力量的偉大航道尚未結束。當你到達終極式的境界後，看看六招各章的「超越顛峰」，找找繼續精進的方法吧！

疑難排解

進步就跟世界上很多事情一樣「聽起來」很簡單，但事實上，生活並沒有那麼簡單，常有許多突發狀況造成阻礙。有時你會發現自己毫無進展。偶爾你可能無法再多做1下，這樣的停滯不前通常發生在已經達到「升級標準」，可以進階到系列運動中的下一式時。儘管如此，有時就是沒辦法從一式跨越到下一式。若是遇到這樣的瓶頸，下列四點可以助你擺脫泥沼：

1. **減脂減重**。隨著運動變得越來愈難，其所需的勻稱力量也越來越高。肌肉組織並不會對成功訓練造成阻礙，但身體脂肪則會。如果在升級上遇到麻煩，先試著花幾個月的時間甩點贅肉吧！

2. **多多休息**。積極努力讓人敬佩，但若過度操練某個部位、某項運動或整套課程，則訓練成效將大打折扣。試試看增加休息的天數。一般來說，訓練過度的人只要回到「漸入佳境」或「爐火純青」的訓練模式（見230～231頁），就能再度有所進展了。

3. **耐心等待**。這是個常見的問題。一般人總是進步成癮，逼迫自己一次就要增加好幾下，急躁地進階到下一式，於是姿勢走樣，動作隨便，肌力被動量取代。很快當他們試圖挑戰超出自己能力所及的動作時，才對乍然停止的進步感到茫然不解。仔細檢查自己的動作是否標準，而且一下一下慢、慢、來。我向你保證，身體會慢慢調整適應，但是以身體自己的步調，而不見得是你的！

4. **正常生活**。幫助身體調適的方法之一是善待它。睡眠充足，避免飲酒或服藥過量。尊重自己的身體，別搞壞它了。

最重要的是，「保持信念」，不要沮喪、洩氣或失望。堅持下去直到習慣你的訓練，用心感受其益處。相信自己的身體，遵循以上的建議，未來的日子你必能在訓練中不斷進步的。

鞏固訓練

如果你遇到某項運動連操作個幾下都有困難，那就試試「鞏固訓練」吧！鞏固訓練是我跟一位獄友學來的好用小技巧。大部分時間，你應該專注在操作適度到高度間的次數，大概是10～25下的範圍，對打造力量、肌肉和關節健全最有幫助。高次數的練習同時代表當你進階到難度更高的運動時，會感覺相對輕鬆一點。

但這個原則也有例外。當你花了很長的時間練習某一系列運動時，偶爾要從一式進階到下一式時卻是困難重重。例如，你或許已經可以做9下「偏重伏地挺身」，但一旦換成「單手半伏地挺身」時，你卻連做個1或2下的標準動作都有困難。隨著訓練的難度越來越高，這樣的情形其實很常見。

鞏固訓練則是應付這種狀況的絕佳辦法。與其每週練一兩回新的動作，然後每回都掙扎著增加次數，試試看每天練習，甚至一天兩三回。放輕鬆，改掉原先盡力提高練習次數的作法，而是只做1下或最多2下。像是起床時做1下單手半伏地挺身，午餐後再做1下，睡前再做1下等等。保持標準動作，但是不要過勞。重點是把訓練份量分散在幾天內，而非一次就把肌肉累垮。若是感到特別痠痛，那就暫停幾天。

照著這個特別的方式訓練一兩週後，原本看起來遙不可及的動作技巧會逐漸變得容易。當你換回原本的訓練模式後，你會發現中高次數的操作變得容易許多了。

我不曉得鞏固訓練為什麼有用，但它確實是有用的。聽說是因為多次的迷你練習比起一次長時的練習更能有效訓練神經系統熟悉該項運動技巧。至於已經能夠操作高次數的動作就不需要進行鞏固訓練，只有在進階到新的高難度技巧而且有操作困難時，才需進行這項特殊的訓練方式。

訓練幾組？

只要是熱身以外任何你必須以標準姿勢奮力完成的，都是訓練組。

我承認我以前會做大量的訓練，部分原因是這麼一來可以讓我暫時忘卻牢獄生活。但你真的不需要花上連續好幾小時訓練，尤其若你的目標是培養肌力。現在的我通常只建議少量的訓練組，這讓一些視徒手體操為「耐力運動」的人感到困惑。其實我是把徒手體操看作一種「力量訓練方法」，而變強壯所需要的是「強度」，而非運動量。誠然，和緩地提升訓練程度，也是有可能讓你具備長時間操作高難度動作的能力。但是除了一些自吹自擂的訓練人士外，強度和運動量在本質上是互斥的，意思就是，這兩者基本上是無法並存的。若你奮力挑戰能力所及之難度最高的動作（例如十式中的終極式），你大概做沒多久就差不多要累癱在地上了。如果你能好幾小時不間斷地操作，那麼該動作應該就不是你的極限所能，你應該要挑戰難度更高的才對。

百米短跑選手正是說明運動量和強度互斥的好例子。儘管百米賽事歷時短暫，但短跑選手卻比馬拉松選手要強壯結實許多。原因就是短跑的「強度」比馬拉松高的緣故。從體力消耗量來看，馬拉松的「運動量」遠遠超過短跑，但在力量和肌肉量的增加，就大大不如後者了。

要發展力量和肌肉，你只需要做幾組訓練組即可。許多人對此少量的訓練感到惶恐，尤其是那些慣於上健身房後感到全身力竭痠痛的前健美選手。徒手重訓是真實的運動，其鍛鍊身體的方式與人類演化的方向一致，因此連微小創傷都不太容易造成，遑論有計畫的耗盡體力了。你不必讓自己在徒手重訓後累癱，想要藉由徒手體操變強壯，就把自己當成短跑選手，而非長跑健將。熱身，衝刺！在少少的訓練組中全力以赴，不要沒來由的增加組數練個不停。

組間休息

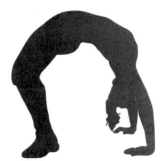

組間休息的時間長短是根據你的訓練目標而定。若你的目標是體能最大化，那麼就盡量縮短休息時間。有些人會利用秒表控制，逐漸縮短各組運動間的休息時間。另一個控制組間休息長短的方式則是計算呼吸次數，雖然精確度比不上秒錶計時，但額外的好處是有助於瞭解自己呼吸模式，為建立呼吸控制能力的第一步。

若你的訓練目標是力量和肌肉，則務必讓身體獲得足以全力應付下一組練習的充分休息。休息時間長短並無明確準則，完全依據個人的身體狀況而定。有些人在練徒手重訓時總忍不住要趕快做下一組，可能是因為過往在學校所學如此，又或許是因為他們並未如對待器材重訓般看重徒手重訓。不論原因為何，這樣的做法就是個錯誤。以鍛鍊力量為目標的徒手體操，操作起來會消耗肌肉內的糖分，使身體疲勞。別小看「六招」的訓練能量，如果你發現自己需要休息5分鐘才能回復大部分體力，那就休息5分鐘。但要特別注意，若是你所需的休息時間多於5分鐘，身體可能會開始冷卻，這時就要藉由在室內慢走、伸展目標肌肉來保持血液循環。

訓練紀錄

若你能確實將上述蘊含身體智慧的各項原則應用在訓練當中，那麼你將會在一條穩健進步與成長且遠離停滯與受傷的道路上邁進。所謂「進步」指的就是打敗過去的自己，但這必須要對自己先前運動的狀況瞭若指掌才行。

不幸的是，人腦既脆弱又不可靠。當你還是訓練新手時，一下子要記住最近的運動狀況實在有些困難；而當你健身一陣子甚至幾年後，所有關於運動的記憶或許都混在一起了。記憶往往受到時間、情緒、精力或動機等因素干擾，因此憑空回想先前的訓練狀況常常是不可靠的。這是個問題，因為我們必須確實掌握自己的運動表現，才知道下一次進步的空間或是分析最近的進展。

幸運的是，有項現成的技術可幫助我們完全克服這個潛在的難題。

我即將向你介紹的這項神奇技術相當驚人，令人難以置信的有用，讓我不得不多花幾行文字大力推銷。作為一個平台，它允人隨時隨地將文字與圖像無縫整合，提供最大的自由與創意空間。它不靠外接電源或內部電池，免受電腦病毒、木馬程式或電磁脈衝的危害，不會被遠端駭客入侵，而且不會被新品取代，永不退流行，而且用起來相當便利。我敢打包票，本書所有的讀者必定都受過多年的訓練，相當善於使用這項技術。或許最棒的一點是這項不可思議又功能多樣的技術可說是隨處皆可取得，而且費用還相當低廉。

你已經猜到這項驚人的東西是什麼了，對吧？沒錯，就是「紙筆」！

只要一訓練完——或是訓練結束後沒多久——就「寫下你的訓練內容」。下次訓練前，快速瀏覽你的筆記，讓自己知道該達到或突破的目標。

不要記錄在零散的紙張上，否則容易混亂或遺失。到文具店裡挑本Ａ４或Ａ５大小的有線精裝筆記本，不用買太炫目或花俏的，訓練日誌本很容易撞來撞去，所以選擇樸素又堅固的就好了。

訓練紀錄的好處

幾百年來，運動員一向都有紀錄訓練日誌的習慣，而且其來有自：

- 自從人類誕生以來，便習於紀錄生命中的重大事件。寫下自己的訓練經歷，包括挫折和成就，本身就是一項有意義、讓人樂在其中的事情。訓練日誌是個人經歷的紀錄，多年後拿出來翻閱，將令人感到無比的成就與滿足感。

- 不論是從短期或長期來看，訓練紀錄都能幫助你分析訓練方式的功效。我已經持續記錄訓練日誌超過20年了，每當我發現訓練方向出問題時，我就會翻翻先前訓練順利的紀錄，看看當時是做些什麼運動。我常常會被自己嚇到——原來我對於過去運動的「記憶」和真正發生的「事實」可以有如此大的出入。

- 紀錄訓練日誌是培養「自訓」能力的一環，能夠強迫你去思考自己的運動組織，讓你明瞭一般運動理論的許多知識。

- 回想訓練流程並加以記錄的過程有助大腦發展記憶訓練的區塊。只要記錄一段時間後，你對於訓練的各項記憶將更快速、更準確。

- 紀錄訓練日誌讓你能夠準確評估自己的表現，以便設定將來的進步目標。

最後一個理由的重要性是大多數運動員未能完全體認的。訓練「務必」要是漸進的，而透過白紙黑字記下運動狀況絕對有助於保持進步。你不需要每次訓練都有所進步，尤其在進入中高階訓練後，這樣的要求本是緣木求魚。但從月或年的期程來看，你的整體表現應該要呈現進步的趨勢，否則就只是白費力氣在原地踏步了。

書寫訓練日誌

訓練日誌的紀錄應該要「快速」且「簡潔」，如果變成一件冗長乏味的麻煩事，大概很難讓人持續做下去。

在做紀錄時，你所需要寫下的只有訓練「日期」、「運動」、「組數及次數」。若你覺得有必要，可以再加上自己的「評論」，這個部分就隨個人需求增添了。

在此附上一日的訓練紀錄範例，供讀者參考。

你可以自行設計，以更精簡的方式記錄，例如用「1×20」代替「第1組：20下」。用你自己瞭解的標記法，只要易懂易記就好。

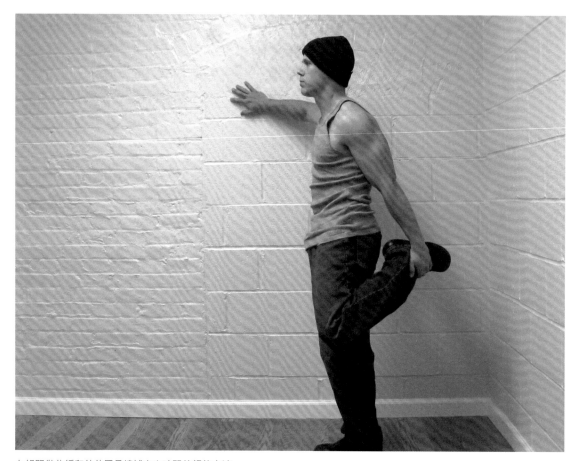

在組間做些緩和的伸展是填補空白時間的絕佳方法。

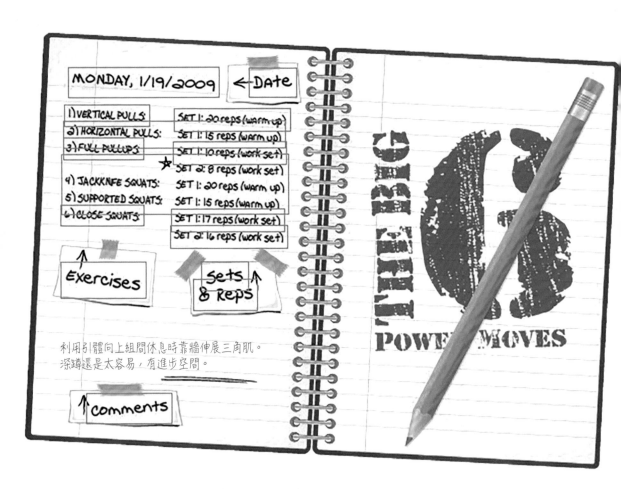

利用引體向上組間休息時靠牆伸展三角肌。
深蹲還是太容易，有進步空間。

有些人相當熱衷於訓練日誌的紀錄，他們寫下任何關於訓練技巧的想法、新的理論、運動強度的細節、心得回饋以及飲食影響的資訊。我得承認，我自己的訓練日誌看起來就像《魔戒》小說那樣洋洋灑灑，而非禪詩那樣簡潔。畢竟在獄中度日如年，紀錄訓練的點點滴滴自然成了難得的樂趣。至於你如果沒興趣的話，倒也不必花那麼多筆墨，只要簡短、整齊、精確地紀載即可。

熄燈！

不管你相不相信、有沒有聽過，獄中的健身高手是不會像野獸般瘋狂訓練的。他們的確很賣力地訓練，也的確相當鞭策自己。其中有許多更是將整天用訓練填滿，因此如果他們沒有妥善調配訓練方式或是受了愚蠢的運動傷害，對他們想要變強變壯的計畫可說是一大阻礙。因此他們盡量藉助身體智慧與寶貴經驗，在過與不及的界線周圍力求平衡。

你可以從他們的例子中汲取經驗。就像強尼・凱許（譯註：美國鄉村音樂創作歌手。）所說的「走在線上」。起步慢慢來，好好認識你正在做的運動，成為每個小細節的專家，然後漸漸愛上這一切。一旦你的關節準備就緒，就奮力訓練，用力給他操下去，但要注意別讓你的進取企圖心蒙蔽，而危及身體對於各項運動的適應。注意保持正確姿勢，最重要的是給予肌肉和軟骨組織足夠的時間發展。漸進地訓練，明智地訓練，在訓練日誌記錄你的進展。想要變強壯，那就好好熱身，別做太多組數把自己累垮，並且給予身體充分的休息。

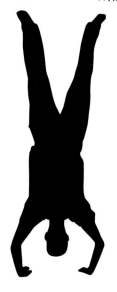

若你能實踐這些金科玉律，並且善加應用在「六招」的練習上，你將可得到超乎想像的豐富收穫。你現在只缺一些「規律安排」來助你抵達成功的終點，而這正是下一章所要談的。

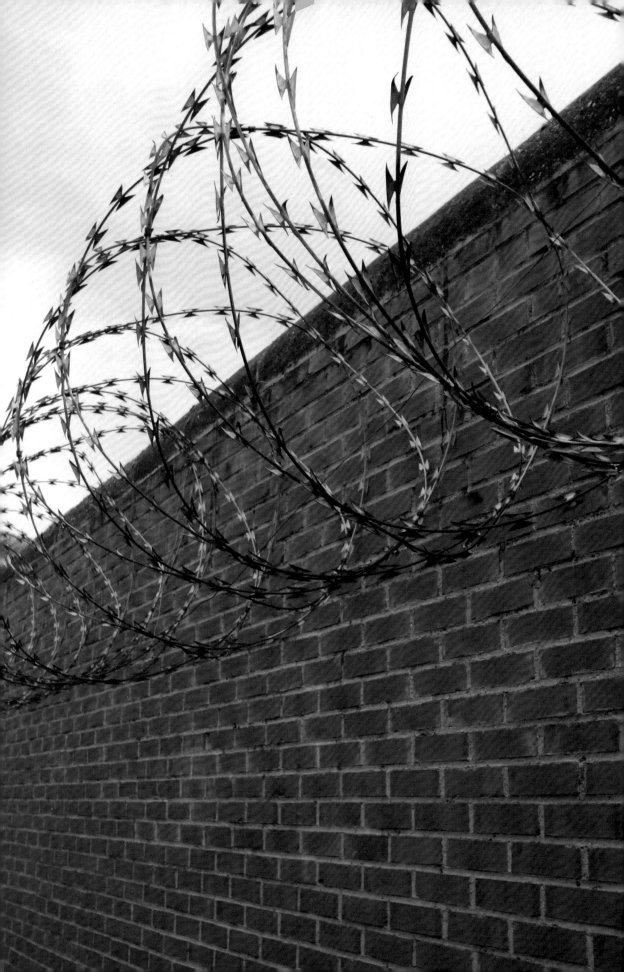

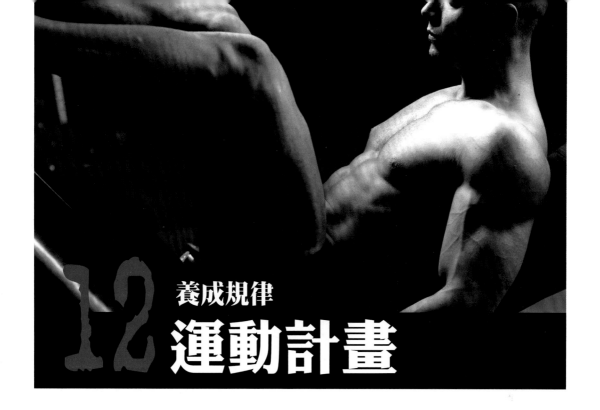

12 養成規律 運動計畫

有些人可能打算快速瀏覽本書的運動（也許找個自己極限所及）後就直接開始訓練，或只想練幾項看起來很酷的動作。這不叫訓練，而是嬉戲。

訓練需要的是紀律和專注，要有能力知道從哪裡開始、有知識知道做些什麼、有眼光知道何時該用力、有智慧瞭解何時該停止。訓練是需要一套「制度」的。

聽鐘生活

在監獄裡，你很容易學到「制度」。何時吃飯、何時睡覺、何時放封、何時安檢、何時勞動，都規定得好好的，一切照表按時操課，幾乎沒有讓你自己做主的餘地。有些地方稱這種情形為「聽鐘生活」，因為一天特定時段的開始或結束都伴隨著鐘聲。

常年過著這種強制照表聽鐘的生活，讓我學會珍惜寶貴的時間。一段時間後，身心都將習於這種規律作息，這就是老囚多半遭受「體制化」的原因之一。一旦出獄，他們將開始惦記著那個作息表。沒有人告訴他們何時該做什麼，於是他們深切地迷失自我。聰明一點的還懂得自己規劃在監獄外的生活作息表，以便有所依循，這可幫助了不少更生人存活下去，並免於再度誤入歧途。

獄中頂尖的健身好手也都懂得規劃自己的訓練時程表。他們在做徒手體操時，可不是感覺來了、無聊或孤單時想練就練——差得遠了！他們會根據監獄作息表，自己在其中安插訓練時段，如此一來不但能在處處受控制的環境中掌握一點控制權，更多了一項

屬於自己而令人期待的事物。有時——不管是忙碌了一天或打混閒晃過去，到了該訓練的時間，你卻發現怎麼也提不起勁。就算是頂尖好手，偶爾也有這種低潮。但無論如何都要打起精神練下去，把該做的運動做好。然後，你將獲得相應的成就感。若非如此，原本身心兩方面的滿足感將被冗長、乏味且空虛的分秒所取代。嚴謹、完善的訓練規劃對於培養動機與紀律是扮演著舉足輕重的地位的。

在監獄外訓練

若你想充分利用本書的方法發揮自己的極致潛能，那麼你就應該把自己當作囚徒運動員，規劃一個訓練時程表，並嚴格執行。

就某些方面來看，對生活在監獄外的你來說可能比較困難。在獄中，每天從晨喚起床到熄燈就寢的時間都相當固定，幾乎是日復一日、年復一年在過相同的生活。監獄外的生活可就不同了。對一般平民老百姓來說，平日和週末的作息不同，每天有不同的任務，工作班表可能會變動（例如輪班制）。此外，獄中也比較少誘惑。好麻吉不會來電或串門子，不用花時間陪另一半，空閒時也沒有夜店、酒吧、戲院的邀約。總之，對獄中的訓練者來說，一切都相對簡單許多。

不過，雖然你生活在監獄外的花花世界，但並不表示你就無法成功執行一套好的健身計畫，只是你必須更加自制。在選定一套計畫以前，仔細想想你是如何利用時間，哪一天或哪一晚是最佳的訓練時間？你能騰出多少時間訓練？哪些外務或工作能夠為了訓練調整排開？只要事前規劃並審慎思考，「每個人」都挪得出時間來訓練。真心覺得自己沒時間訓練的人，其實是還沒有搞清楚事情的輕重緩急。想想運動為健康、力量及日常生活帶來的益處，你捫心自問：你承受得起「不」訓練的代價嗎？

訓練計畫

好，重點來了！你應該多久訓練一次、每次訓練多久呢？一般是取決於三個因素：可支配時間、身體狀況以及目標。「可支配時間」沒什麼好想的。我認識很多在監獄裡的囚犯健身到一天可以練上好幾小時。但如果你工時很長或作業很多，大概就很難擠進訓練時間。如果你是個顧家的丈夫兼父親，那更是不可能。「身體狀況」也很重要，必須達到某個程度，才能從頻繁而持續的訓練中獲益。若你的健康欠佳，過度的訓練將超過你身體的恢復能力，不管你的動機多強，都將使你累垮而非茁壯。「目標」或許是決定你訓練時間長短及頻率最重要的因素。長時間且運動量大的訓練所鍛鍊的是體力和耐力，而非肌肉和力量。真正的肌肉和力量是靠高強度而非長時間的訓練而成的。「重質不重量」正是力量鍛鍊的最佳寫照。

「力量」是目前驅使我訓練的主要動力，這也是為什麼長時間、累死人的訓練模式會讓我皺眉的原因。我建議先好好做個熱身（見212～213頁），接著做兩三組全力投入單一運動的訓練。如果你追求的也是力量，那麼兩三組以上的運動都是在浪費時間，只是原地踏步、白費力氣罷了。只要你全力以赴後，多餘的運動都只是在消耗你的恢復能力，讓你更酸痛、更慢好，也就是你必須等上更久的時間，才能以相同的技巧再次訓練。

根據以上三個因素，我在接下來幾頁規劃了五套基本訓練計畫。第一套「初試身手」是一個一週兩天的訓練，對初學者來說相當理想；第二套「漸入佳境」則是一週三天的計畫，可幫助幾乎所有人鍛鍊力量和肌肉；第三套「爐火純青」是一週六天的方案，非常適合體能良好者；第四套稱為「獨孤囚勁」，是針對恢復能力良好的進階練習者；最後第五套「千錘百鍊」則是為追求耐力而非肌力的菁英練習者所設計。

初試身手

本計畫相當適合徒手體操訓練或一般肌力運動的新手，因此強烈建議所有想要奠定良好基礎並在往後藉由「囚徒健身」更上層樓的訓練者採用。本案一週僅安排兩天，共包括四種最基本的運動。

週一	伏地挺身	2～3組訓練
	抬腿	2～3組訓練
週二	休息	
週三	休息	
週四	休息	
週五	引體向上	2～3組訓練
	深蹲	2～3組訓練
週六：	休息	
週日：	休息	

- 對健身新手來說，可能因體能較差而導致較明顯的肌肉痠痛，因此本計畫提供較充裕的休息，讓身體有時間恢復。

- 本套基礎計畫以「六招」中的四項運動為主，不包括「下腰」及「倒立伏地挺身」。該兩項運動需要較大的收縮力量及關節強度，

因此須待熟練基本的四項運動後再行挑戰。

- 肌肉比關節的適應速度要快，因此本計畫提供初次接觸訓練的軟組織足夠的休息時間，以便跟上肌肉的腳步。

- 採用本訓練計畫來練習各招十式的前幾項運動，當前述四項運動都已練過第六式後，則可改採下一套計畫。

漸入佳境

這也許是現存最棒的基本徒手重訓課程，包括「六招」所有的運動，分散在一週的三天內完成。雖然在運動量上比「初試身手」要來得大，但仍提供充足的休息時間，使一般練習者得以成長茁壯無虞。因此，本課程不但適合中級練習者，對打算長期練習的進階者也相當實用。若你非常熱衷於徒手重訓，那麼不論你已經練到多進階，都應該三不五時重溫「漸入佳境」這種課程，提醒自己腳踏實地、重視基本功。

週一	伏地挺身	2 組訓練
	抬腿	2 組訓練
週二	休息	
週三	引體向上	2 組訓練
	深蹲	2 組訓練
週四	休息	
週五	倒立伏地挺身	2 組訓練
	下腰	2 組訓練
週六	休息	
週日	休息	

- 「漸入佳境」的時間安排幾乎適用於所有練習者。

- 不論程度多高，所有練習者都可（且應）採用本案鍛鍊扎實的肌力。

- 對恢復能力良好的練習者，本課程安排可能過於保守。若是如此，則可利用多餘的休息時間進行交叉訓練，從事跑步、拳擊、武術等項目。

爐火純青

本案提供任何已經進行「囚徒健身」數月或更久者一個有趣而合理的訓練方式。相較於先前一週兩三天的課程，本案規劃了一週六天的訓練，但是每天只針對「六招」中的一項運動鍛鍊，第七天則是休息日。

週一	引體向上	2～3組訓練
週二	下腰	2～3組訓練
週三	倒立伏地挺身	2～3組訓練
週四	抬腿	2～3組訓練
週五	深蹲	2～3組訓練
週六	伏地挺身	2～3組訓練
週日	休息	

- 本案適合時間有限的練習者，每天的運動只需不到六七分鐘即可完成。

- 本案以最有效率的方式安排每天的運動，避免練習者連續兩天皆以上半身或下半身為鍛鍊目標，因此可獲得充分的時間恢復體能。

- 本案相當適合以鍛鍊力量與精熟十式為目標的練習者。因為每天只進行一個項目，所以練習者可以專心致志，全力投入。

- 本案是一個很好的實驗範例。但若發現對體力負擔過重，可視情況額外增加休息日，不要被「一週七天」的概念給限制住。切記不管自己有多強壯，採用任何一種訓練課程都應強制保留一天，確保全身獲得休息。

獨孤囚勁

「獨孤囚勁」是一套相當精實的訓練課程，雖然由於休息時間安排得較少，而使力量發展受到些許限制（就發展力量而言，並非多多益善），但卻能夠給予認真投入者絕佳的全身鍛鍊，帶來優異的健康體能。本案以三天一輪的進度涵蓋「六招」所有的運動，於一週內可進行兩輪。除了本身密集的訓練外，還替被虐狂添加了補充運動，但僅限於恢復能力極佳且已嚴格操練徒手體操一年以上者挑戰。要完成本案，每週至少需要空出六七個小時。另外，注意本案並不適宜全年無休地過度操練。

週一	引體向上	3～5 組訓練
	深蹲	3～5 組訓練
	握力運動	任選
週二	伏地挺身	3～5 組訓練
	抬腿	3～5 組訓練
	小腿運動	3～5 組訓練
週三	倒立伏地挺身	3～5 組訓練
	下腰	3～5 組訓練
	頸部運動	2～4 組訓練
週四	引體向上	3～5 組訓練
	深蹲	3～5 組訓練
	握力運動	任選
週五	伏地挺身	3～5 組訓練
	抬腿	3～5 組訓練
	小腿運動	3～5 組訓練
週六	倒立伏地挺身	3～5 組訓練
	下腰	3～5 組訓練
	頸部運動	2～4 組訓練
週日	休息	

● 本案包括許多補充訓練，分別針對握力、頸部及小腿。若你願意嘗試這些額外的運動，但又覺得對體力負擔過大，則可在兩天訓練之間（或視情況）休息一天。

● 本案相當「變態」，除非你體格良好，生活正常，飲食規律、睡眠充足等等，否則就等著累到翻吧！

千錘百鍊

「千錘百鍊」是我長期進行的大量運動訓練計畫，尤其是在安哥拉州立監獄服刑期間。要熬過這種課程，你必須全心全意投入，並且廣結善緣。假如你已透過較基本的方案（例如前四套）鍛鍊有成，則本案將給你超人般的耐力和體能。不過本案無助於力量提升，因此在投入大量時間進行「千錘百鍊」之前，務必先完整練完十式。另外，除非你已經苦練多年，否則別輕易嘗試本案。

週一	引體向上	10～50組訓練
	深蹲	10～50組訓練
週二	伏地挺身	10～50組訓練
	抬腿	10～50組訓練
週三	倒立伏地挺身	10～50組訓練
	下腰	10～50組訓練
週四	引體向上	10～50組訓練
	深蹲	10～50組訓練
週五	伏地挺身	10～50組訓練
	抬腿	10～50組訓練
週六	倒立伏地挺身	10～50組訓練
	下腰	10～50組訓練
週日	休息	

- 自行將各組訓練分散在一天之中。一口氣做完也是可以，但切割成數段於一天中分段練習則較為可行。兩項運動一組一組交替進行也是一個辦法。

- 為了快速完成大量的組數，我之前常常在組間只停下來喘起口氣，這麼一來可以將二三十組訓練一次完成！

- 從每項運動10組、每組10下練起，最後目標為每天每項運動50組。若你一天操作兩項運動，就相當於每天100組，每月將近2,500組的訓練。如果覺得還不夠，可以自行增加每組次數。

複合式訓練

本書通篇一再灌輸以徒手重訓取代器材重訓、機械運動或其他形式的阻力訓練，原因就在於我對舊式徒手體操的熱愛。而從個人訓練及教導他人的經驗中，我也真切體認到這的確是最佳的力量訓練模式。空前絕後，絕無僅有。

但我不是笨蛋，我知道不少本書的讀者早已習慣各種不同的重量訓量，例如健美、健力、舉重、壺鈴等等。很多人大概沒打算放棄原本的重訓方式，只是想嘗鮮，增加一些訓練上的變化。

我也不獨裁專制，一定要的話，我還是會試著和你一起訓練。（看得出我是個好人吧？）只要發揮一點創意，就會找到數十種方法能夠將徒手重訓融入到你所習慣的運動方式。以下有三個例子供你參考：

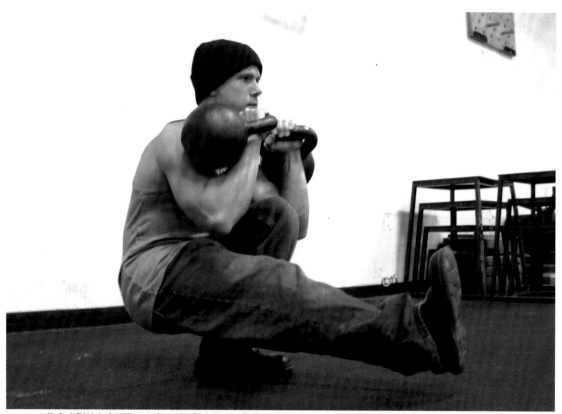

複合式訓練有多種進行方式，例如圖中的人正舉著沉重的壺鈴操作單腿深蹲。只有強者才需要這樣！

複合式訓練計畫

三天三招：

一週上三天健身房嗎？現在大部分的健身房都有軟墊或伸展區域供你在重量訓練間進行徒手訓練。何不在上健身房的每一天多加「六招」中常見的一項運動，然後利用週末完成另外三項呢？例如：

週一　　　　　伏地挺身，胸肌、肩膀、肱三頭肌運動
週三　　　　　抬腿，腿部、大腿後肌、小腿運動
週五　　　　　引體向上，背部、肱二頭肌、前臂運動
週六　　　　　深蹲、下腰、倒立伏地挺身

在家訓練日：

除了一週上三次健身房做三項不同的徒手訓練，何不試試前兩天集中鍛鍊大肌群，第三天在家利用徒手運動鍛鍊小肌群呢？例如：

週一（健身房）　深蹲、硬舉、大腿彎舉、大腿推蹬等等
週三（住家）　　抬腿、下腰、小腿上提、倒立伏地挺身
週五（健身房）　臥推、俯身划船、彎舉、肱三頭肌

徒手訓練助你突破困境：

某個肌群的訓練遇到瓶頸嗎？保持你原先的重量訓練，再針對該卡關的肌群增加徒手運動，例如：單腿深蹲對股四頭肌、引體向上對背肌、伏地挺身對胸肌等等。

彈性與自由

我在本章一開始提到了「規律」的莫大好處。不過，計畫應該是為使用者服務，若是顛倒過來，變成使用者為計畫服務，那就大錯特錯了。

盡量保持規律，一旦制定訓練計畫後，就要確實執行。但還是要給自己自由調配的空間，否則過於死板將導致無趣、乏味及喪志。若不幸發生，那就發揮創意，實驗改革，嘗試變化。你不必墨守前述的各套訓練計畫，可以混合搭配，設計適合你自己的課程。偶爾加進一些「延伸變式」，實驗不同的練習次數，嘗試用不同的手腳距離做你喜歡的運動。增加運動量、降低強度幾週看看。探索不同的訓練速度，從無敵慢到爆發力。嘗試不同角度，或是每個運動只做部分幅度。也可以自我挑戰，在每次運動結束前加個「終結組」，即挑一項你認為容易的動作，然後能做多少下就做多少下。透過交叉訓練來感受身體、力量變化和新的技巧，試試跑步、拳擊、走路、武術、瑜珈等等。

在獄中，因為沒什麼事物干擾，所以我從不覺得需要暫停訓練。但在外面則有眾多誘惑，引人放棄甚至是最寶貴的基礎訓練。拜託千萬別放棄。如果你開始覺得無力，別忘了還有很多方法能增添訓練的趣味呢！

熄燈！

訓練在獄中是相當嚴肅的一檔事，更是我能夠保持清醒的一大助力，相信很多人都會和我說一樣的話。訓練是真實的，是我們能夠有所期望的。不管一天之中其餘的時間如何荒唐，訓練都像一顆磐石，在這瘋狂世界中屹立不搖。就算我們身陷囹圄，面臨失去一切的可能，但訓練期間就是我們能拾獲至寶的時光，所得不只是健康和體能，更重要的是「自尊」。增加 1 下，改進技巧，升級到難度更高的運動，一切都合乎邏輯，充滿意義，清晰易懂。不斷的向前邁進，時時掌控。對我來說，這是一件非常特別、重大的事。你必須確實認真投入才能明白我的論點。你們之中很多喜歡運動的人大概點頭如搗蒜吧！你會明白的！

因此，嚴肅看待訓練，無論身在何處，皆須恪遵你的訓練時間。從訓練開始的那一刻起，便調整心態，認真以對，收起你的幽默和散漫，將腦袋切換為訓練模式，胸懷目標（多做 1 下、改善技巧或其他），並做好心理準備去一一克服。別沾染很多健身中心會員神經質、愛抱怨的態度，那只是在浪費精力，一點也不可取。要有野心，並加以駕馭疏導，使之成為專心致志的企圖心。努力不懈，只要你能養成正確態度，豐碩成果將指日可待。

找個你可以獨處或至少不被打擾的空間去完成訓練。現在大多數人都推薦和朋友或健身同好一起運動，但我並不贊成。我堅信獨自訓練的效用：提升專注、減少分心、有益心靈。

　　這個建議也許既非主流也不新潮，但我確實偏好訓練勝於交際。不論何時，對我幫助比較大的都是運動而非「朋友」。有生以來，我遇過數百（甚至上千）名試圖對我攻擊、竊取、霸凌、羞辱，甚至是殺害者，多虧我的訓練替我擋下一切，化險為夷。訓練帶來的好處遠多於我對它的付出。我曾浪費大把時間在我後來希望從未認識的人身上，那麼訓練呢？我投注在運動上的每分每秒可都是值回票價的。

　　每一點努力、每一滴汗水都是價值連城啊！

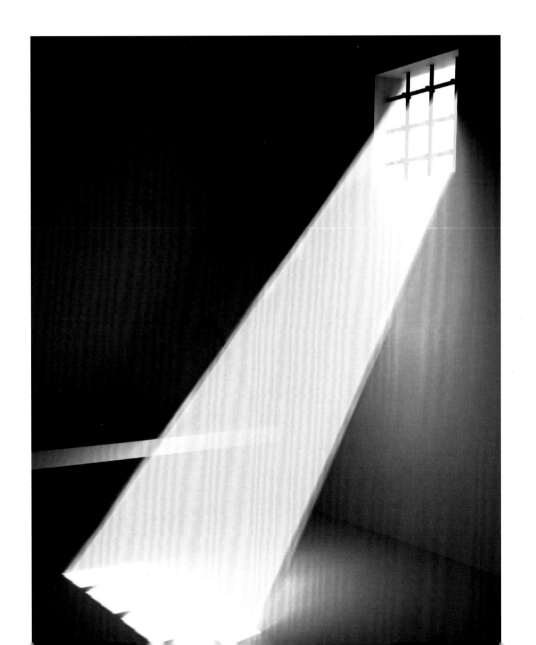

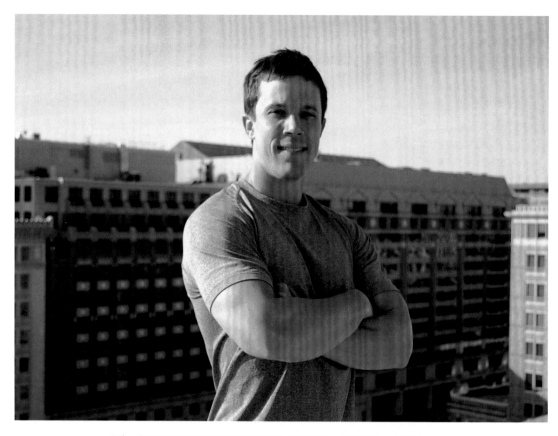

本書大部分的照片主角都是曾獲獎的運動好手吉姆・巴瑟斯特。吉姆已鑽研雜耍特技超過十年，他汲取該份熱情與經驗，開設教授徒手重訓課程的網站 BeastSkills.com。該網站廣受健身族群歡迎，吉姆也因此受邀主持多場國際研討會。他擁有美國體能協會（NSCA）的「肌力與體能訓練員」（CSCS）證照，目前定居於美國華盛頓特區，擔任私人教練。

致　謝

若無約翰・杜・凱恩絕對的支持與瞭解，本書將永無付梓之日。感謝您，約翰！

本書許多的方法與技巧以及我個人的教學內容皆經由喬・哈帝根無償傳授。安息吧，老喬！

大力感謝本書的主要示範者吉姆・巴瑟斯特。吉姆為了提供「囚徒健身」學員完美的相片而投入大量時間拍攝，若是沒有他的付出，本書的品質將大打折扣。

我何其榮幸能夠得到布萊特・瓊斯（俄羅斯壺鈴認證大師）對我手稿的技術編輯協助。布萊特知識淵博，本書若有錯誤皆因本人疏失所致。所有聽起來機智精采的都來自於布萊特！看看布萊特最新的訓練網誌：www.appliedstrength.com。

也要大力感謝本書的美編德雷克・布里格姆——大D。德雷克整理了我成堆的手稿及相片，並將其編排得賞心悅目，還好心容忍了我許多突發奇想（以及無數的便利貼紙條）。造訪www.dbrigham.com拜讀他的大作吧！謝啦，兄弟！

189頁照片中完美的倒立伏地挺身是由體操專家羅傑・哈雷爾大方提供。有關羅傑的細節可以拜訪www.crossfitmarin.com。他同時經營一個很棒的網站www.drillsandskills.com，提供體操訓練資源。

本書大部分的監獄照片皆由美國政府所提供，包括182及184頁之圖片。感謝所有無版權聲明的圖片。

《囚徒健身》中大多數照片都是在位於美國華盛頓特區卡洛拉馬的「均衡健身中心」內或附近拍攝。感謝該中心大方提供設施。

國家圖書館出版品預行編目資料

囚徒健身 / 保羅・韋德作；林晏生譯. --
初版. -- 新北市：楓書坊文化, 2015.01
240面；25.7公分

譯自：Convict conditioning

ISBN 978-986-377-031-2（平裝）

1. 健身運動 2. 體能訓練

411.71   103021348

囚徒健身

出　　　版／楓書坊文化出版社
地　　　址／新北市板橋區信義路163巷3號10樓
郵 政 劃 撥／19907596 楓書坊文化出版社
網　　　址／www.maplebook.com.tw
電　　　話／(02)2957-6096
傳　　　真／(02)2957-6435
作　　　者／保羅・韋德（Paul "Coach" Wade）
翻　　　譯／林晏生
責 任 編 輯／謝淑華
總 經 　銷／商流文化事業有限公司
地　　　址／新北市中和區中正路752號8樓
網　　　址／www.vdm.com.tw
電　　　話／(02)2228-8841
傳　　　真／(02)2228-6939
港 澳 經 銷／泛華發行代理有限公司
定　　　價／350元
初 版 日 期／2015年3月